ARCHIV FÜR TIERERNÄHRUNG

UNTER MITWIRKUNG VON

Prof. Dr. Dr. W. Lenkeit, Göttingen. Prof Dr. K. Nehring, Rostock
Prof. Dr. Dr. Dr. h. c. Dr. h. c. Dr. h. c. A. Scheunert, Potsdam-Rehbrücke
Prof. Dr. Dr. W. Wöhlbier, Stuttgart-Hohenheim

HERAUSGEGEBEN VON

ERNST MANGOLD

Prof. Dr. med. Dr. phil. Dr. med. vet. h. c. Dr. agr. h. c. Dr. agr. h. c.
Direktor em. des Instituts für Tierernährungslehre
der Humboldt-Universität Berlin

4. BAND
Ausgegeben am 1. März 1955
HEFT
6

AKADEMIE-VERLAG · BERLIN

ARCH. TIERERNÄHRUNG · 4. BAND NR. 6 · S. 337—392 · BERLIN · 1. MÄRZ 1955

INHALT

Das Archiv für Tierernährung erscheint zweimonatlich in Heften zu 64 Seiten im Format 17,5 × 25 cm. Der Preis des Heftes beträgt DM 8,50. 6 Hefte werden zu einem Band vereinigt. Der Besteller muß sich zur Abnahme eines Bandes verpflichten. Die Hefte werden jeweils einzeln berechnet. Im Jahre erscheint nicht mehr als 1 Band. Bestellungen werden direkt an den Akademie-Verlag GmbH., Berlin W 8, Mohrenstraße 39 oder über eine wissenschaftliche Buchhandlung erbeten.

Manuskriptsendungen — zugelassen sind die vier Kongreßsprachen — sind an den Herausgeber, Herrn Prof. Dr. Ernst Mangold, Berlin N 4, Invalidenstr. 42, zu richten. Mit der Veröffentlichung geht das alleinige Verlagsrecht an das Archiv für Tierernährung über. Daher müssen Arbeiten, die bereits an anderer Stelle veröffentlicht worden sind, zurückgewiesen werden. Die Verfasser verpflichten sich, Manuskripte, die vom Archiv für Tierernährung angenommen worden sind, nicht an anderer Stelle zu veröffentlichen.

Die Verfasser erhalten von größeren wissenschaftlichen Arbeiten 50 Sonderdrucke unentgeltlich. Den Manuskripten beiliegende Zeichnungen müssen sauber, in zweifacher Größe ausgeführt sein. Wenn sie nicht voll reproduktionsfähig nach den Vorschriften des Normblattes DIN 474 eingereicht werden, ist die Beschriftung nur mit Bleistift einzutragen. Zur Herstellung von Netzätzungen sind nur einwandfreie Photographien brauchbar.

Für alle Literaturzitate sind die Vorschriften des Normblattes DIN 1502 und 1502 Beiblatt I maßgebend. Die Zitate müssen den Verfasser (mit den Anfangsbuchstaben der Vornamen), den vollständigen Titel der Arbeit und die Quelle mit Band, Seitenzahl und Erscheinungsjahr enthalten. Das Literaturverzeichnis soll alphabetisch geordnet sein.

Herausgeber und verantwortlich für den Inhalt: Prof. Dr. med. Dr. phil. Dr. med. vet. h. c. Dr. agr. h. c. Dr. agr. h. c. Ernst Mangold, Berlin N 4, Invalidenstraße 42 (Fernruf 42 96 64). Verlag: Akademie-Verlag GmbH., Berlin W 8, Mohrenstraße 39 (Fernruf: 20 03 86); Postscheckkonto: 350 21. Bestell- und Verlagsnummer dieses Heftes: 1010/IV/6. Das Archiv für Tierernährung erscheint vorläufig jährlich in 1 Band zu 6 Heften. Bezugspreis je Einzelheft DM 8.50, ausschließlich Porto und Verpackung. Satz und Druck: Robert Noske, Borna (Bez. Leipzig). Veröffentlicht unter der Lizenz-Nr. 1213 des Amtes für Literatur und Verlagswesen der Deutschen Demokratischen Republik. Printed in Germany.

ARCHIV FÜR TIERERNÄHRUNG

UNTER MITWIRKUNG VON

Prof. Dr. Dr. W. Lenkeit, Göttingen. Prof Dr. K. Nehring, Rostock
Prof. Dr. Dr. Dr. h. c. Dr. h. c. Dr. h. c. A. Scheunert, Potsdam-Rehbrücke
Prof. Dr. Dr. W. Wöhlbier, Stuttgart-Hohenheim

HERAUSGEGEBEN VON

ERNST MANGOLD

Prof. Dr. med. Dr. phil. Dr. med. vet. h. c. Dr. agr. h. c. Dr. agr. h. c.
Direktor em. des Instituts für Tierernährungslehre
der Humboldt-Universität Berlin

4. BAND

1954/55

AKADEMIE-VERLAG·BERLIN

ARCH. TIERERNÄHRUNG · 4. BAND HEFT 1–6 · BERLIN · SEPT. 1954 BIS MÄRZ 1955

Inhalt des 4. Bandes

Herausgeber und verantwortlich für den Inhalt: Prof. Dr. med. Dr. phil. Dr. med. vet. h. c. Dr. agr. h. c. Dr. agr. h. c. Ernst Mangold, Berlin N 4, Invalidenstraße 42 (Fernruf 42 96 64). Verlag: Akademie-Verlag GmbH., Berlin W 8, Mohrenstraße 39 (Fernruf: 20 03 86); Postscheckkonto: 350 21. Bestell- und Verlagsnummer dieses Bandes 1010/IV. Das Archiv für Tierernährung erscheint vorläufig jährlich in 1 Band zu 6 Heften. Bezugspreis je Einzelheft DM 8.50, ausschließlich Porto und Verpackung. Satz und Druck: Robert Noske, Borna (Bez. Leipzig). Veröffentlicht unter der Lizenz-Nr. 1213 des Amtes für Literatur und Verlagswesen der Deutschen Demokratischen Republik. Printed in Germany.

Aus dem Institut für Tierzucht der Universität Halle
Direktor: Prof. Dr. WUSSOW

J. H. WENIGER, K. FUNK und W. HARTWIG

Der Futterwert der Kakaoschalen und ihre Wirkung auf die Milchproduktion

Nicht unerhebliche Mengen von Kakaoschalen fallen alljährlich bei dem immer steigenden Bedarf an Kakaoerzeugnissen in Deutschland an. In mehreren Arbeiten wurde bisher über die Verwertung der Kakaoschalen berichtet. Zunächst interessierte der Futterwert der Schalen bei der Verfütterung an Wiederkäuer und ihr Gehalt an Vitamin D. Ferner bilden diese Verarbeitungsabfälle einen gewissen Grundstoff für die Pharmazie und Essenzfabriken, da aus den Schalen das Theobromin gewonnen wird. Dieses Alkaloid ist ein Anregungsmittel, ähnlich dem Coffein.

Für die Landwirtschaft steht nach wie vor der Futterwert der Kakaoschalen im Vordergrund der Untersuchungen. Bezogen auf die ungerösteten Bohnen fallen bei der Aufbereitung etwa 13—14% Schalen an. Die jährlich erzeugten Mengen beliefen sich nach Schätzung von WINKLER, G.[27] in Deutschland vor dem letzten Kriege etwa auf 10—15000 to. Daher ist ihr Einsatz als Futtermittel auf Grund exakter Nachprüfungen durchaus diskutabel. Ob das in Deutschland 1935 ausgesprochene Verbot, Kakaoschalen zur Herstellung von Futtergemischen zu verwenden, zu Recht bestand, soll hier nicht näher untersucht werden. Erwiesen ist jedenfalls an Hand mehrerer Veröffentlichungen, WINKLER, G.[27], RICHARDSON, A.[24], NEHRING, K.[22], MAERKER, M. und ALBERT, F.[21], HAGEMANN, O.[14], PFEIFFER, G.[23] u. a., daß eine schädliche Wirkung in der überwiegenden Mehrzahl der Fälle nicht aufgetreten ist. Auch ist die Verwendung von Kakaoschalen in den Rinderbeständen Hollands, der Schweiz usw. bekannt. Vorwegnehmend sei zu unseren Untersuchungen gesagt, daß in keinem Falle eine schädliche Auswirkung auf den tierischen Organismus festzustellen war. FRÖHNER, E.[11] beschreibt allerdings eine Reihe von Krankheitsfällen, welche durch Verfütterung von Kakaokuchenmehl aufgetreten sein sollen. Die von EHRHARDT, K.[7] in 8 Rinderherden nach Verfütterung von Kakaoschalen beobachteten Erkrankungen (Durchfall und Exanthem), sind nach BECKMANN, E.[3] auf andere Ursachen zurückzuführen (Fäulnis, Zusatz anderer Stoffe). Zu beachten ist jedenfalls der einwandfreie Zustand der Schalen, da eine Qualitätsverschlechterung durch den intensiven Kakaogeruch bei einer Sinnesprüfung nicht festgestellt werden kann.

Der Futterwert der Schalen allerdings scheint stärkeren Schwankungen ausgesetzt zu sein, welche bedingt sind durch die Herkunft der Kakaofrucht und ihre Fermentierung, sowie durch die Aufbereitung der Bohnen, das Rösten und die Sortierung der Kakaoschalen selbst.

Nach der Ernte der Kakaofrucht, welche im allgemeinen jährlich zweimal erfolgt, werden die Bohnen vom anhaftenden Fruchtfleisch befreit und anschließend in dafür vorgesehenen Behältern einem Fermentationsprozeß unterzogen. Hierbei entsteht eine alkoholische Gärung, wodurch eine Verminderung der Gerbstoffe in den Bohnen erreicht wird. Die Güte des Kakaos ist stark von der einwandfreien Fermentierung abhängig, jedoch soll diese einen schädigenden Einfluß auf die Rohproteinverdaulichkeit der ganzen Frucht und damit auch der Schalen haben. Nach der anschließenden Trocknung sind die Bohnen versandfertig. In der Kakaoverarbeitenden Industrie gelangen die Rohbohnen zunächst in Reinigungs- und Auslesemaschinen und anschließend zur Sortierung, da für ein gleichmäßiges Röstgut die einheitliche Bohnengröße des jeweiligen Postens wichtig ist. Das Rösten findet heute meistens in einem Sirocco-Schnellröster mit Druckluftgasheizung statt. Nach etwa 20 Minuten bei 120 Grad Celcius ist der Röstvorgang, bei welchem die Bohnen laufend bewegt werden, abgeschlossen. Die Temperaturen sind durchaus schwankend und werden für feinere Kakaosorten bis auf 70—80 Grad herabgesetzt. Das Rösten erfolgt zur Aromaverfeinerung und zur leichteren Entfernung der Schalen. Auf den Futterwert der Schalen jedoch kann sich nach PFIFFER, G.[33] das Rösten nachteilig auswirken. Nach seinen Feststellungen sinkt mit steigenden Rösttemperaturen in geringem Maße der Verdauungsgrad für das Rohprotein. Es ist ebenso anzunehmen, daß die N-freien Extraktstoffe in der gleichen Weise negativ beeinflußt werden. Ferner findet durch die Temperaturen der Röstung ein Übertritt des Kakaofettes, welches in der ungerösteten Bohne zu etwa 50% und in der ungerösteten Schale zu etwa 2% enthalten ist, statt, so daß der Fettgehalt der Schalen nach der Röstung bis zu 10% erhöht werden kann.

Nach der Röstung gelangen die Schalen auf ein Kühlsieb und danach in die Brech- und Reinigungsmaschine. Die Schalen lösen sich von der Bohne und die Keime, welche besonders stark theobrominhaltig sind, fallen heraus. Das gebrochene Material kommt auf ein Rüttelsieb und wird in verschiedenen Größen sortiert. Die Trennung der Schalen von den Kernteilchen erfolgt durch einen Luftstrom. Dabei ergibt sich eine unterschiedliche Aufteilung der Schalengrößen. Es entsteht ein grobes Material (in unseren Untersuchungen A-Schalen genannt) und ein feineres (B-Schalen). Letzteres enthält mehr Bestandteile des Kakaokernes selbst. Die A-Schalen stellen dagegen vorwiegend reines Schalenmaterial dar. Die Sortierung der Schalen macht sich, wie noch gezeigt werden wird, in ihrem Futterwert bemerkbar. Nach dem Gewichtsverhältnis fallen etwa $^2/_3$ A-Schalen und $^1/_3$ B-Schalen an.

Die Bewertung unserer Versuchsergebnisse erfolgt getrennt nach A- und B-Schalen. Es entzieht sich unserer Kenntnis, welches Material frühere Autoren für ihre Untersuchungen verwendet haben. Es ist anzunehmen, daß das insgesamt anfallende Schalengut gemeinsam untersucht worden ist.

I. Der Futterwert der Kakaoschalen

Die nach vorstehend kurzer Beschreibung gewonnenen Kakaoschalen wurden auf ihren Gehalt an Roh- und verdaulichen Nährstoffen hin untersucht. In der Trockensubstanz fanden wir im Durchschnitt mehrerer Bestimmungen folgende Rohrnährstoffe (Tabelle 1):

Tabelle I. *Rohnährstoffe der Kakaoschalen in % der Trockensubstanz*

	Org. Subst.	Rohprot.	Rohfett	Rohfaser	N-freie Extr. St.
Sorte A	91,20	18,71	7,61	21,64	43,24
Sorte B	91,65	20,38	10,20	17,04	44,03

Um unsere Zahlen mit den bisherigen Untersuchungen anderer Autoren vergleichen zu können, bringen wir nachstehend die Rohnährstoffanalysen der in der Literatur vorhandenen Angaben.

Tabelle II. *Nährsoffanalysen der Kakaoschalen in % der Trockensubstanz*

Org. Subst.	Rohprot.	Robfett	Rohfaser	N-freie Extr. St.	*Autor*
90,16	18,22	2,72	19,69	49,53	M. KLING [16]
91,46	20,80	7,45	15,78	47,37	
91,69	15,62	6,64	14,95	54,48	
91,06	18,61	3,85	18,13	50,47	M. KLING [17]
91,52	20,58	4,56	19,52	46,86	
91,78	15,88	6,89	17,55	51,46	O. KELLNER [15]
92,43	17,75	3,34	16,32	55,02	G. FINGERLING [9]
93,66	16,94	8,46	11,89	50,37	
92,50	16,25	4,35	23,95	47,95	K. RICHTER und R. BRÜGGEMANN [25]

Auffallend ist die Unterschiedlichkeit des bisher untersuchten Materials. Bei allen Nährstoffkomponenten treten erhebliche Schwankungen auf. Unsere Proben hatten einen auffallend tiefen Gehalt an N-freien Extraktstoffen und einen verhältnismäßig hohen Rohfettgehalt. Der Fettgehalt ist, wie bereits betont, nach Herkunft und Sorte schwankend. Dazu kommt der verschieden hohe Grad des Fettübertrittes bei der Röstung. Zieht bei einem Schalengehalt der Bohnen von 15% ein Hundertstel des Kernfettes in die Schalen, so erhöht dies deren Fettgehalt um 3%.

Zur Erläuterung des verschieden hohen Fettgehaltes der Schalen bringen wir nach FINKE, H. [10] folgende Tabelle:

Tabelle III.. *Der Fettgehalt von Kakaoschalen*

Bezeichnung der Bohnensorte	Wasser %	Fett der Schalen-Trockenmasse %
Schalen ungerösteter Bohnen		
Akkra	13,8	1,37
Puerto Cabello	13,1	3,31
San Thomé	12,0	2,32
Trinidad	12,4	1,47
Ø	12,8	2,12

Bezeichnung der Bohnensorte	Wasser %	Fett der Schalen-Trockenmasse %
Schalen gerösteter Bohnen		
Akkra	11,5	8,63
Akkra	10,0	2,31
Arriba	11,0	2,30
Bahiha	12,9	4,69
Bahiha	9,6	3,67
Bahiha	7,5	2,57
San Thomé	10,5	6,05
San Thomé	6,7	2,64
Trinidad	11,4	3,88
Ø	10,1	4,08

Diese Angaben beziehen sich auf Proben völlig kernfreier Schalen.

Zum Rohfasergehalt der Schalen äußerte sich BEYTHIEN, A. (in [5]) und stellte eine Abweichung von 10,05—29,14% fest. Der Mittelwert des Rohfasergehaltes liegt nach diesem Autor bei 17,16%. Die in den Tabellen I und II aufgeführten Angaben für Rohfaser erreichen diese Abweichungen jedoch noch nicht.

Betrachtet man schließlich noch den Rohproteingehalt der untersuchten Proben, so läßt sich ableiten, daß es bei den Kakaoschalen bezüglich dieses Nährstoffes ebenfalls zu Abweichungen kommt, deren Ursachen in der Sorte und den verschiedenen technischen Aufbereitungsvorgängen liegen.

Abschließend sei zu den Betrachtungen über die Nährstoffe der Schalen auch der Vollständigkeit halber auf ihren Vitamingehalt hingewiesen. Besonders wertvoll erscheint der hohe Gehalt an Vitamin D, welcher nach KON, S. K. und HENRY, K. M. [19] in den Schalen 35 i. E. und im Schalenfett 307 i. E. pro Gramm beträgt. Somit ist der Vitamingehalt des letzteren ein ganz beachtlicher und kommt dem des Lebertrans gleich [18]. Das Vitamin D entsteht bei der Fertigstellung des Handelsproduktes durch die Fermentierung und Trocknung. Beim Fermentieren entwickeln sich Hefepilze, welche Ergosterin erzeugen, das durch Sonnenbestrahlung in Vitamin D umgewandelt wird. SCHEUNERT, A. [26] stellte hierzu fest, daß die Dauer und die Intensität der Sonnenbestrahlung bei der anschließenden Trocknung ausschlaggebend für die Höhe des Vitamin-D-Gehaltes ist. Findet künstliche Trocknung nach der

Fermentation statt, welche jedoch selten gehandhabt wird, so wird der Vitamin-D-Gehalt um 90% gedrückt.

Durch Verfütterung von 900 g Kakaoschalen pro Tier und Tag an Milchkühe unter winterlichen Fütterungsbedingungen konnte der Vitamin-D-Gehalt des Butterfettes und der Milch auf das Niveau bei Sommerfütterung gehoben werden [1]. Es genügen also schon mäßige Mengen an Schalen, um der Rachitis bei jungen wachsenden Tieren vorzubeugen und den Vitamin-D-Gehalt der Milch zu erhöhen.

Ausnutzungsversuche an Hammeln

Zur Feststellung der Verdauungskoeffizienten von Kakaoschalen wurden 3 Hammel in den üblichen Verdauungsboxen aufgestellt. Die Versuchsdurchführung entsprach den hierfür üblichen Richtlinien. Zu einem Grundfutter von 600 g Heu und 250 g Kartoffelflocken wurden 250 g Kakaoschalen zugelegt. Wir fanden folgende Verdauungskoeffizienten (Tabellen IV und V):

Tabelle IV. *Verdauungskoeffizienten für Kakaoschalen*

	Org. Subst.	Roh-protein	Rohfett	Rohfaser	N-freie Extr. St.
	A-Schalen				
Hammel 1	43,9	30,7	94,0	25,2	50,3
Hammel 2	38,4	24,8	100,0	18,2	43,6
Hammel 3	44,5	33,3	93,0	32,1	46,2
∅	42,2	29,6	95,6	25,2	46,7
	B-Schalen				
Hammel 1	50,6	34,4	95,0	18,2	60,3
Hammel 2	45,3	27,6	90,1	10,9	56,7
Hammel 3	45,9	28,4	95,2	16,5	54,0
∅	47,3	30,1	93,4	15,2	57,0

Unter Berechnung der mittleren Verdauungskoeffizienten ergeben sich für Kakaoschalen folgende verdauliche Nährstoffe und Stärkewerte (Tabelle V):

Tabelle V. *Verdauliche Nährstoffe und Stärkewerte der Kakaoschalen verschiedener Sortierungen*

	In 100 % Trockensubstanz		In 90 % Trockensubstanz	
	Sorte A	Sorte B	Sorte A	Sorte B
Org. Substanz %	38,5	43,3	34,6	39,0
Rohprotein %	5,5	6,1	4,9	5,5
Rohfett %	7,3	9,5	6,6	8,5
Rohfaser %	5,5	2,6	4,9	2,4
N-fr. Extr. Stoffe %	20,2	25,1	18,2	22,6
Stärkewert kg	40,7	47,2	36,6	42,5

Wie aus den Tabellen IV und V hervorgeht, hat die verschiedene Schalensortierung nach dem Rösten und Brechen der Bohnen selbst bei der gleichen Kakaosorte einen sichtlichen Einfluß auf den Gehalt an verdaulichen Nährstoffen. Der Stärkewert liegt etwa in dere Größenordnung des Wiesenheues oder der getrockneten Zuckerrübenpreßlinge.

Im Vergleich zu unseren Emittlungen bringen wir in Tabelle VI und VII die Verdauungskoeffizienten und Stärkewerte bisheriger Untesuchungen.

Tabelle VI. *Zusammenstellung von Verdauungskoeffizienten an Wiederkäuer*

Org. Subst.	Roh-protein	Rohfett	Rohfaser	N-freie Extr. St.	*Autor*
36,0	5,0	84,0	21,0	48,0	O. KELLNER an Hammel [15]
60,3	27,3	95,7	34,5	82,9	K. RICHTER und R. BRÜGGEMANN an Hammeln [25]
45,5	24,7	88,0	3,9	62,4	G. FINGERLING an Ochsen [9]
45,2	24,0	87,1	10,1	55,2	
42,2	29,6	95,6	25,2	46,7	Sorte A } Tierzuchtinstitut Halle an Hammeln
47,3	30,1	93,4	15,2	57,0	Sorte B } Tierzuchtinstitut Halle an Hammeln

Tabelle VII. *Zusammenstellung von Stärkewerten und verdaulichem Rohprotein bei 90% Trockensubstanz*

	Stärkewert kg	verd. Rohprotein %
KELLNER, O. (15)	33,6	0,6
RICHTER, K. und BRÜGGEMANN, R. (25)	47,7	4,0
PFEIFFER, G. (23)	42,0	7,7
FINGERLING, G. (9)	32,3	3,9
	32,6	3,7
Tierzuchtinstitut Halle, Sorte A . . .	36,6	4,9
Sorte B . . .	42,5	5,5

Die Tabellen VI und VII bestätigen ebenfalls die unterschiedlichen Ergebnisse verschiedener Autoren, die in Frage kommenden Ursachen wurden bereits angeführt. Als Eiweißfuttermittel können die Kakaoschalen nicht gelten. Ihren höchsten Anteil bilden die N-freien Extraktstoffe. Unsere Untersuchungen differieren ebenfalls zwischen den Sorten A und B. Die Letztere hat einen höheren Anteil von Kakaokernteilchen und somit liegt ihr Futterwert höher. Da etwa $^2/_3$ A-Schalen und $^1/_3$ B-Schalen bei der Fabrikation anfallen, würde sich ein durchschnittlicher Stärkewert eines Schalengemisches beider Sorten von 38,6 kg mit 5,1% verdauliches Rohprotein ergeben. Das entspricht einem Eiweiß-Stärkewert-Verhältnis von 1 : 7. Die Untersuchungen von FINGERLING, G.[9] kommen unseren Zahlen am nächsten. Die sehr aus dem Rahmen fallenden Angaben von KELLNER, O.[15] mit 0,6% verdaulichem Rohprotein wurden bereits von den anderen Verfassern widerlegt.

II. Die Wirkung der Kakaoschalen auf die Milchproduktion

Über die Verfütterung von Kakaoschalen an Milch- und Mastrinder berichteten mehrere Autoren. Bereits 1899 verfütterten MAERKER, M. und ALBERT, E. [21] bis 9,3 kg Schalen pro 1000 kg Lebendgewicht mit gutem Erfolg an Masttiere. Störungen des Wohlbefindens der Rinder traten dabei nicht auf. Ein teilweiser Ersatz von Heu oder Weizenkleie durch Schalen wird empfohlen.

Bezüglich der Einwirkung ihrer Verfütterung auf die Milchproduktion sind die Ergebnisse recht übereinstimmend, im Gegensatz zu den von den einzelnen Versuchsanstellern gefundenen Verdauungswerten. Von NEHRING, K. [22], LÖWE, H. [23], RICHARDSON, A. [24], HAGEMANN, O. [14], FAELLI, F. [8], GOLDING, J. und BURR, H. [12], wird trotz verschiedener Versuchsanstellung und unterschiedlicher Gestaltung der Grund- und Kraftfuttermittel übereinstimmend berichtet, daß der prozentische Fettgehalt der Milch steigt, während die Milchmenge bei Verfütterung von Kakaoschalen abnimmt. In den meisten Fällen war trotz Absinken der Milchmenge bei gleichzeitigem Anstieg der Fettprozente ein Mehr an Butterfett erzielt worden.

Berücksichtigt man die vorstehend beschriebenen Unterschiede im Rohnährstoff- und Stärkewertgehalt der Schalen und demgegenüber die gleiche Tendenz in allen Versuchen an Milchkühen, so liegt der Schluß nahe, daß wir es bei der Auswirkung auf die Milchproduktion mehr mit einer spezifischen Reizwirkung als mit einer reinen Futterwirkung zu tun haben. Es ist bekannt, daß die Alkaloide Theobromin und Coffein als harntreibende Mittel verwandt werden. Wir sind daher der Ansicht, daß durch die kontraktile Wirkung des Theobromins auf die periphären Blutgefäße dem Körper Flüssigkeitsmengen entzogen werden, welche zur Milchbildung vorgesehen sind. Hierin könnte das Absinken der Milchmenge eine Erklärung finden.

Bezüglich der Fettprozentsteigerung wäre u. E. denjenigen Autoren nicht Recht gegeben, welche diese auf den teilweise hohen Fettgehalt des Futtermittels zurückführen. Da, wie gezeigt wurde, der Rohfettgehalt der Kakaoschalen sehr starken Schwankungen unterworfen ist, müßten zumindest einige widersprechende Versuchsergebnisse aufgetreten sein, um den Zusammenhang zwischen Fettprozentgehalt des Futtermittels und der Milch zu belegen. Andererseits haben ALPIN, D. und ELLENBERGER, H. B. [2] durch Verfütterung von reinem Theobromin die obige Meinung insofern widerlegt, als sie feststellten, daß bei 11 Milchkühen bereits nach 6—7 Tagen die Milchmenge um 8% sank, wähtend der prozentische Fettgehalt der Milch um 8% zunahm. Somit wäre alsn die Auswirkung der Verfütterung von Kakaoschalen an Milchkühe eine spezifische Wirkung des Theobromins. Über ähnliche Ergebnisse mit entfettetem Kakaokuchenmehl berichten BÜNGER, H. und LAMPRECHT, H. [6]. Ob dieser Einfluß über längere Zeit wirksam ist, wenn die Schalen mehrere Monate laufend gefüttert werden, oder ob dann ein Gewöhnungszustand der Tiere eintritt, durch welchen die Reizwirkung aufhört, muß noch geprüft werden. Ferner ist zu betonen, daß der Einsatz von Kakaoschalen in den Herdbuchbeständen tunlichst nicht vorzunehmen ist, da bei züchterischen Auswertungen, z. B.

Töchter-Mütter-Vergleich, Fettprozentzahlen der Milch vorgetäuscht werden können, welche bei normaler Fütterung nicht erzielt worden wären.

Fütterungsversuche mit Milchkühen

Um die Auswirkung der Schalenverfütterung an Milchkühe nachzuprüfen, wurden nochmals von uns 3 Versuchsserien angesetzt. Die Schalensorten A und B kamen dabei in dem Zustand zum Einsatz, wie sie von der Schokoladenfabrik abgegeben werden, und wurden also vorher nicht gemahlen. Die Kühe standen wähtend der gesamten Versuchszeit unter tierärztlicher Kontrolle. Es zeigten sich in keinem Falle nacheilige Erscheinungen. Auch bei einer Verabreichung bis zu 2 kg Schalen war weder die Herz- noch die Atemtätigkeit erhöht. Die Fütterungsversuche liefen im Haustiergarten des Tierzuchtinstitutes und auf dem Versuchsgut Radegast. Die Versuchsanstellung erfolgte in sogenannten Gruppen-Periodenversuchen. Als Prüfungsgruppen unterschieden wir die Versuchs- und die Vergleichsgruppen, deren Versuchstiere möglichst in den Leistungen und den Laktationsabschnitten gut ausgeglichen sein müssen. Die Versuchsperioden unterteilten sich in Vor-, Haupt- und Nachperiode. Die Vor- und Nachperioden dauerten je 20 Tage, die Hauptperioden 40 Tage. In der Hauptperiode wurden jeweils die Kakaoschalen zugelegt. Die Grund- und Kraftfuttermittel der Versuche unterlagen Nährstoffanalysen im Labor des Tierzuchtinstitutes und wurden je nach Höhe der Milchleistung den einzelnen Kühen zugemessen.

Milchmenge und Fettprozentgehalt wurden täglich von allen Versuchs- und Vergleichskühen festgestellt.

Versuch 1: (A-Schalen)

Der Versuch umfaßte insgesamt 12 Kühe, welche sich gleichmäßig auf Versuchs- und Vergleichsgruppen aufteilten. Die Kakaoschalen wurden in diesem Versuch zusätzlich zu einer der Leistung der einzelnen Kühe entsprechenden vollwertigen Ration verabreicht. Angefangen wurde mit einer Gabe von 500 g pro Tier und Tag, welche sich von Woche zu Woche bis auf 2000 g steigerte. Die Schalen wurden von den meisten Kühen ohne Widerstreben aufgenommen, einige fraßen dieselben ohne Zögern erst nach einer gewissen Gewöhnungszeit von einigen Tagen. Das Grundfutter bestand aus Silo (Naßschnitzel mit Zukkerrübenblatt), Rüben und Treber. Als Rauhfutter wurde Heu gereicht, während im Kraftfutter Weizenkleie, Gerstenschrot und Sojaschrot enthalten waren. Die Versuchsergebnisse bringt Tabelle VIII zum Ausdruck.

Aus diesem Versuchsergebnis kann zunächst abgeleitet werden, daß die Versuchsgruppen in der Vorperiode gut ausgeglichene Leistungen zeigten. Der Einfluß der Kakaoschalenverfütterung wird bei der Versuchsgruppe deutlich sichtbar. Bildet man aus der Vor- und Nachperiode den Durchschnitt als Maßstab für die in der Hauptperiode zu erwartenden Leistung, so erkennt man, daß, wie bereits besprochen, in der tatsächlichen Leistung der Hauptperiode die Milchmenge sichtlich zurückgeht und der Fettprozentgehalt ansteigt. Die

Fettkilomenge war um ein geringes erhöht und kompensierte somit den Rückgang der Milchmenge. Die Vergleichsgruppe behielt ihren gleichmäßigen Laktationsverlauf bei.

Tabelle VIII. *Ergebnisse des Versuches 1 mit Kakaoschalenfütterung Sorte A an Kühe*

	Versuchsgruppe mit Kakaoschalen 6 Tiere			Vergleichsgruppe ohne Kakaoschalen 6 Tiere		
	Milch pro Tag Ltr.	∅ Fettgehalt %	Fett kg pro Tag	Milch pro Tag Ltr.	∅ Fettgehalt %	Fett kg pro Tag
1. Vorperiode	14,0	3,1	0,41	13,5	3,5	0,44
3. Nachperiode	13,0	3,4	0,43	13,8	3,5	0,46
∅ aus 1. u. 3.	13,5	3,3	0,42	13,7	3,5	0,45
2. Hauptperiode	12,0	3,7	0,43	12,6	3,6	0,44
2. relativ zu ∅ von 1. + 3.	88,9 %	112,1 %	102,4 %	92,0 %	102,9 %	97,8 %

Versuch 2: (B-Schalen)

Für den Versuch 2 gilt bezüglich der Tieranzahl und der Fütterung das Gleiche, wie in Versuch 1. Tabelle IX gibt über die Ergebnisse dieses Versuches Aufschluß.

Tabelle IX. *Ergebnisse des Versuches 2 mit Kakaoschalenfütterung Sorte B an Kühe*

	Versuchsgruppe mit Kakaoschalen 6 Tiere			Vergleichsgruppe ohne Kakaoschalen 6 Tiere		
	Milch pro Tag Ltr.	∅ Fettgehalt %	Fett kg pro Tag	Milch pro Tag Ltr.	∅ Fettgehalt %	Fett kg pro Tag
1. Vorperiode	16,0	3,3	0,53	15,8	3,3	0,52
3. Nachperiode	14,6	3,3	0,49	13,4	3,3	0,44
∅ aus 1. u. 3.	15,3	3,3	0,51	14,6	3,3	0,48
2. Hauptperiode	14,1	3,8	0,54	14,3	3,4	0,49
2. relativ zu ∅ von 1. + 3.	92,1 %	115,3 %	105,9 %	98,2 %	103,0 %	102,0 %

Dieses Versuchsergebnis fällt für die Sorte B noch günstiger aus als bei Versuch 1, da die Milchmenge in der Hauptperiode im Vergleich zum Durchschnitt aus Vor- und Nachperiode nicht so stark gesunken ist. Der Fettprozentgehalt erhöht sich sogar auf einen Relativwert von 115,3%. Dieses Ergebnis kann jedoch dem höheren Futterwert der Schalen kaum zugeschrieben werden, da die Tiere nach unserer Futterberechnung eine ausreichende Ration erhielten und die Kakaoschalen zusätzlich verabreicht wurden. Auch in diesem Versuch waren die anfänglichen Leistungen beider Gruppen sehr gut ausgeglichen.

Versuch 3: (B-Schalen)

Der Versuch 3 war umfangreicher, da in jeder Gruppe 11 Tiere standen. Das Grundfutter bildeten Rüben, Spreu, Futterstroh und Luzerne. Das Kraftfutter blieb während der gesamten Versuchsdauer gleich und setzte sich aus Trockenschnitzel, Trockenblatt, Kleie, Sojaschrot, Rapsschrot und Erdnußschrot zusammen. Die Tiere standen in Einzelfütterung und erhielten je nach Leistung ihre Futterzuteilungen. In der Hauptperiode wurde bei der Versuchsgruppe 1 kg Trockenschnitzel ausgetauscht gegen 1,5 kg Kakaoschalen der Sorte B.

Tabelle X. *Ergebnisse des Versuches 3 mit Kokaoschalenfütterung Sorte B an Kühe*

	Versuchsgruppe mit Kakaoschalen 11 Tiere			Vergleichsgruppe ohne Kakaoschalen 11 Tiere		
	Milch pro Tag Ltr.	∅ Fettgehalt %	Fett kg pro Tag	Milch pro Tag Ltr.	∅ Fettgehalt %	Fett kg pro Tag
1. Vorperiode	13,8	3,5	0,48	14,8	3,3	0,49
3. Nachperiode	14,2	3,3	0,46	14,2	3,4	0,48
∅ aus 1. u. 3.	14,0	3,4	0,48	14,5	3,3	0,48
2. Hauptperiode	12,7	3,9	0,50	14,7	3,4	0,50
2. relativ zu ∅ von 1. + 3.	90,7 %	115,3 %	104,3 %	101,0 %	102,1 %	104,3 %

Bemerkenswert ist, daß in den entsprechenden Versuchsgruppen mit Schalenverfütterung der Versuche 2 und 3 fast die gleiche Relation herrscht. Die Erhöhung des Fettprozentgehaltes ist wiederum ersichtlich und übersteigt im Endeffekt bei der Berechnung der Fettkilomenge pro Tag den Rückgang in der Milchmenge. Die Vergleichsgruppe ohne Schalen ist bei demselben Kraft- und Grundfutter in den Leistungen wesentlich konstanter. Der Austausch von 1 kg Trockenschnitzel gegen 1,5 kg Kakaoschalen hat sich in keiner Weise nachteilig ausgewirkt, da der Stärkewert der verabreichten Mengen sich etwa gleich kam.

Zusammenfassend zum Futterwert der Kakaoschalen wäre zu sagen, daß dieser in einigen früheren Arbeiten zu ungünstig beurteilt worden ist. Wenn auch diese Schalen kein Kraftfuttermittel darstellen, so können sie doch als Beifuttermittel in der Rinderfütterung Verwendung finden. Bedenken wegen gesundheitlichen Störungen scheinen bei einwandfreiem Frischezustand nicht zu bestehen.

Zusammenfassung:

Da die bisherigen Ergebnisse der Untersuchungen über die Verfütterung von Kakaoschalen an Wiederkäuer unterschiedlichen Charakter tragen, stellten wir nochmals Ermittlungen hinsichtlich des Verdauungswertes und der Auswirkung dieses Futtermittels auf die Milchproduktion an. Für unsere Versuche kamen zwei Schalensortierungen (A- und B-Schalen) zur Anwendung, welche in ihrem Herstellungsgang näher beschrieben werden. Der erste Teil der Arbeit befaßt sich mit Verdauungsversuchen an Hammeln, der zweite Teil mit der Schalenverfütterung an Milchkühe.

Die erzielten Ergebnisse lassen sich folgendermaßen zusammenfassen.

1. Es wird zunächst kurz auf das Herstellungsverfahren und auf den Rohnährstoffgehalt der Kakaoschalen eingegangen. Unterschiede treten zwischen den A- und B-Schalen vornehmlich im Rohfett und in der Rohfaser auf (Tabelle I). Vergleicht man hierzu die Ergebnisse früherer Autoren (Tabelle II), so ist festzustellen, daß die Schalen bedingt durch Kakaosorte und Aufbereitungsmethoden stärkeren Schwankungen im Rohnährstoffgehalt unterworfen sind.
2. Der Gehalt an Vitamin D ist nach vorliegenden Berichten in der Literatur nicht zu unterschätzen.
3. Die Verdaulichkeit der organischen Substanz liegt für die A-Schalen bei 42,2% und für die B-Schalen bei 47,3% (Tabelle IV). Der Stärkewert beläuft sich für Sorte A bei 90% Trockensubstanz auf 36,6 kg und für Sorte B auf 42,5 kg mit einem Anteil von verdaulichem Rohprotein von 4,9% bzw. 5,5%. Der Stärkewert eines Gemisches beider Sorten würde sich auf 38,6 kg mit 5,1% verdaulichem Rohprotein stellen. Dieser Stärkewert entspricht etwa dem des Wiesenheues und dem der getrockneten Zuckerrübenpreßlinge. Die Ergebnisse anderer Autoren werden den unsrigen gegenübergestellt (Tabellen VI und VII).
4. Bei der Verfütterung der Schalen an Milchkühe treten in unseren Versuchen bei Gaben bis 2 kg pro Tier und Tag keinerei gesundheitliche Störungen auf. An Hand verschiedener Literaturangaben wird auf diese Frage näher eingegangen.
5. Die Ergebnisse von 3 Fütterungversuchen sind gut übereinstimmend und bringen eine merkliche Steigerung des prozentischen Fettgehaltes der Milch zum Ausdruck, wenn Kakaoschalen zugegeben werden. Die Milchmenge geht zurück, aber nicht so stark, daß nicht trotzdem in allen Fällen ein Mehr an Butterfett erzielt werden konnte. Die spezifische Wirkung auf Fettgehalt und Milchmenge ist durch den Gehalt der Schalen an Theobromin bedingt. In einem Versuch wurden 1 kg Trockenschnitzel gegen 1,5 kg Kakaoschalen ausgetauscht, was sich nicht negativ bemerkbar machte.
6. Die Kakaoschalen stellen kein Kraftfuttermittel dar, können aber nach unserer Meinung in frischem Zustand bedenkenlos in Gaben bis zu 2 bis 3 kg an Milchkühe Verwendung finden.

Literaturnachweis

[1] ACHCENICH, R.: Kakaoschalen eine wertvolle Quelle des antirachitischen Vitamins D. Inaug.-Diss. Leipzig 1936.

[2] APLIN, D. und ELLENBERGER, B.: Vermont Agric. Exper. Station Bulletin 272, 1927.

[3] BECKMANN, E.: Zur Erkrankung von Rindern nach Verfütterung von Kakaoschalen. Berl. tierärztl. Wochenschr. 1922, S. 537.

[4] — Bericht der Landesversuchsanstalt Augustenburg 1927, S. 56.

[5] BÖMER, A., JUCKENNACK, A. u. TILLMANNS, J.: Handbuch der Lebensmittelchemie. Verl. Springer 1934, Bd. 6, S. 184.

[6] BÜNGER, N. und LAMPRECHT, N.: Die Wirkung von entfettetem Kakaomehl bei der Fütterung an Milchkühe. Milchwirtschaftl. Forschungen, Bd. 3, 1926, S. 3.

[7] EHRHARD, K.: Erkrankungen nach Verfütterung von Kakaoschalen. Berl. tierärztl. Wchenschr. 1922, S. 332.
[8] FAELLI, F.: Deutsche Nahrungsmittelrundschau 8, 1925, S. 95.
[9] FINGERLING, G.: Der Nährwert der Kakaoschalen. Zeitschr. f. Tierernährg. u. Futtermittelkunde. Neue Folge d. landw. Vers.-Stat., Bd. 8, 1944, S. 25.
[10] FINKE, H.: Handbuch der Kakaoerzeugnisse. Verl. J. Springer, 1936, 1. Aufl., S. 377.
[11] FRÖHNER, E.: Lehrbuch der Toxikologie. Verl. F. Enke, Stuttgart 1927, S. 309.
[12] GOLDING, J. u. BURR, H.: Bull. officiel de l'Office International du Cacao et du Chocolat 7, Brüssel, 1937, S. 247.
[13] GREGG, B. H.: Farm and Factory, H. 9, 1921, S. 33.
[14] HAGEMANN, O.: Beiträge zur rationellen Ernährung d. Kühe. Ldw. Jahrb. 28, 1899, S. 530.
[15] KELLNER, O.: Die Ernährung der landw. Nutztiere. 1924, S. 640 u. 650.
[16] KLING, M.: Die Handelsfuttermittel Nr. 1. Verl. Eug. Ulmer-Stuttgart, 1928, S. 50.
[17] KLING, M.: Die Handelsfuttermittel. Ergänzungsband 1936, S. 23.
[18] KNAPP, A. W. u. COWRAD, K. H.: Vitamin D in cacao-shell. Analyst 59 1934. S. 479. Biochem. Journ. 29, 1935, S. 2728.
[19] KON, S. K. u. HENRY, K. M.: The effect of feeding cacao-shell to cows on the vitamin D content of butter. Biochem Journ. Bd. 29, 1935, S. 2051.
[20] LÖWE, H.: Landw. Wochenschrift d. Prov. Sachsen 92/1934, S. 356.
[21] MAERKER, M. u. ALBERT, E.: 2. u. 3. Versuchsber. d. Landw. Versuchswirtschaft Lauchstädt. Fütterungsversuche mit Masttieren zur Prüfung d. Futterwertes d. Kakaoschalen. Landw. Jahrb. 28, 1899, S. 972.
[22] NEHRING, K.: Fütterungsversuch mit Kakaoschalen b. Milchvieh. Jahresber. d. Landw. Vers.-Stat. Rostock 1938/39, S. 46.
[23] PFEIFFER, G.: Die Kakaoschalen als Futtermittel. Biedermanns Zentralbl. Abt. B, Tierernährung, Bd. 7, 1935, S. 52; Bd. 8, 1936, S. 158.
[24] RICHARDSON, A.: Fütterungsversuche an der Akad. Gutswirtschaft Dikopshof. Landw. Jahrb., Bd. 49, 1916, S. 595.
[25] RICHTER, K. u. BRÜGGEMANN, R.: Kakaoschalen als Futtermittel. Biederm. Zentralbl Abt. B, Tierernährung, Bd. 9, 1937, S. 184.
[26] SCHEUNERT, A.: Über Beziehungen d. Trocknungsart von Kakaobohnen zum Vitamin-D-Gehalt d. Schalen. Biederm. Zentralbl., Abt. B, Tierernährung, Bd. 9, 1937, S. 250.
[27] WINKLER, G.: Die Eignung der Kakaoschalen zur Verfütterung an Arbeitspferde. Biederm. Zentralblatt, Abt. B, Tierernährung, Bd. 10, 1938, S. 21.

Eingegangen am 29. 9. 54.

Aus dem Institut für Tierzucht und Tierfütterung der Universität Bonn
(Direktor: Prof. Dr. GEORG ROTHES)

W. HARTFIEL

Der Einfluß von Natrium- und Kaliumdüngung auf den Mineralstoffgehalt von Futterpflanzen

Weidegras und Wiesenheu sind die wirtschaftseigenen Futtermittel, die über ihren Gehalt an organischen Nährstoffen hinaus für die Versorgung unserer landwirtschaftlichen Nutztiere mit Mineralstoffen eine wesentliche Rolle spielen. Wenn auch durch gut zusammengestellte Futterrationen ein großer Teil des Bedarfes gedeckt wird, so kann immer wieder festgestellt werden, daß Wiesen und Weiden, und damit natürlich auch unsere Haustiere, unter einem starken Mangel an den verschiedenen Mineralstoffen leiden. Hinzu kommt, daß die noch oft zu beobachtende unsachgemäße Heuwerbung durchaus nicht dazu beiträgt, den an sich schon zu geringen Mineralstoffgehalt unserer Futterpflanzen zu verbessern.

Weiter treten zu den wirtschaftseigenen Futtermitteln in der Tierernährung industrielle Produkte und ausländische Futterstoffe, die zwar durch ihren hohen Gehalt an Nährstoffen dem gesteigerten Nahrungsbedarf und den erhöhten Leistungen der Tiere genügen, aber oft durch ihren Mangel an Mineralstoffen erhebliche Nachteile für Gesundheit, Widerstandskraft und Fruchtbarkeit der Tiere mit sich bringen. Dabei ist nicht nur ein absoluter Mangel an Nährstoffen zu verzeichnen, sondern weitaus häufiger ein Mißverhältnis der Mineralstoffe zueinander von ausschlaggebender Bedeutung.

O. WELLMANN[4] war der erste, der auf ein bestimmtes Verhältnis von Kalzium + Magnesium : Phosphorsäure hinwies und betonte, daß bei Verschiebung der Verhältniszahl der tierische Organismus Schaden erleiden würde.

Neben den Anteilen von Ca + Mg : P tritt immer mehr die Frage in den Vordergrund, ob es ein feststehendes Verhältnis der Mineralstoffe Kalium und Natrium für den Gehalt unserer aufzustellenden Futterrationen gibt und wie hoch dieses für die verschiedenen Nutztiere ist.

Allein die Grastetanie hat in den letzten Jahren immer deutlicher gezeigt, daß das sehr häufig vorliegende *Mißverhältnis der beiden Mineralstoffe K : Na im Futter* wohl die Hauptursache für die Anfälligkeit der Tiere und das häufige Auftreten der Krankheit ist. B. SJOLLEMA[3] schreibt, daß die Gefahr der Grastetanie hauptsächlich dann besteht, wenn das Gras im Frühjahr einen Kaliumüberschuß und einen niedrigen Natriumgehalt aufweist. Seine Beobachtungen haben ergeben, daß am Ende der Stallfütterungsperiode häufig ein latente Tetanie vorhanden ist. Dieser latente Zustand kann dann beim Weideauftrieb leicht in die akute Krankheit übergehen, da durch die meist plötzliche Ver-

Durchgeführt mit Unterstützung von ERP-Mitteln des Bundesministeriums für Ernährung, Landwirtschaft und Forsten.

änderung der Umwelt der sehr labile tierische Organismus krankheitsauslösenden Faktoren ausgesetzt wird und die oft frisch mit hochprozentigen Kaliumsalzen gedüngten Weiden einen sehr großen Überschuß an K und einen Mangel an Na aufweisen.

W. LINTZEL[2] gibt z. B. für das Rinderblut ein Verhältnis von K : Na von 1 : 8 an. Dem gegenüber führen J. BRÜGGEMANN und W. KIRSCH[1] in ihrer Arbeit über die Mineralstoffversorgung unserer landwirtschaftlichen Nutztiere an, daß die Analysenergebnisse verschiedenartig zusammengesetzter Futterrationen für Milchkühe ein Verhälitnis von K : Na wie 6 :1 aufweisen.

Dieses Mißverhältnis kann nun durch Beifüttern von einer *Mineralstoffmischung* behoben werden. Der Gedanke ist richtig, stößt aber bei der Durchführung in der Praxis auf weitgehende Schwierigkeiten. Dazu kommt, daß während der Sommermonate ein großer Teil unserer Viehbestände sich fast ausschließlich von Weidegras ernährt und an ein Zufüttern von Mineralstoffen auf der Weide von Seiten des Landwirts oft nicht gedacht wird.

Aus diesen Überlegungen heraus ist es naheliegend, den *Pflanzenbestand selbst mit Mineralstoffen anzureichern*, um das Tier auf diese Weise richtig zu ernähren. Rein arbeitstechnisch dürfte dieser Weg wohl der einfachste sein. Es tritt nur die Frage auf, inwieweit die Kosten dieser Düngungsmaßnahme finanziell noch tragbar sind und vor allen Dingen, *in welchem Maße der Gehalt der Pflanze an Mineralstoffen überhaupt gesteigert werden kann.* Mit dem letztgnannten Punkt soll sich diese Arbeit befassen. Wie schon erwähnt, interessiert bei den Mineralstoffen in der Hauptsache der Gehalt an Ca, P, K und Na, sowie die Verhältnisse von Ca : P und K : Na zueinander. Dabei erschien es besonders dankenswert sich mit der *Anreicherungsmöglichkeit des Natriums in unseren Futterpflanzen* zu beschäftigen.

Zur Klärung der Fragen wurde zunächst in Neubauerschalen ein Düngungsversuch angelegt, um festzustellen, ob bei dem im Minimum vorhandenen Natrium überhaupt eine Gehaltssteigerung möglich ist. Anschließend wurde diese Frage mittels eines Gefäß- und Feldversuches geprüft, um Verhältnisse zu konstruieren, die Rückschlüsse auf die praktische Verwendung zulassen.

Bei der Durchführung des *Keimpflanzenversuches* nach NEUBAUER wurde 500 g reiner Quarzsand je Schale verwandt; als Versuchsfrucht diente Hafer (Svalövs Goldregen, Hochzucht). Zu dem Gefäßversuch wurden Volkgefäße mit 10 kg Boden aus Tannenbusch (Stadtkreis Bonn) gefüllt. Der Vorrat dieses sandigen Bodens an Nährstoffen war äußerst gering, so daß die reine Düngerwirkung sehr gut zum Ausdruck kommen mußte. Die Ergebnisse der Bodenuntersuchung ergaben einen Gehalt von 4 mg laktatlöslicher P_2O_5 und 2 mg laktatlöslichem K_2O je 100 g Boden. Der pH-Wert lag bei 7,2. Der Gehalt an Cu betrug 0,55 mg und der an Mn 24 mg je 100 g Boden. Es war also kein Bedarf an diesen Mikronährstoffen vorhanden. Als Versuchsfrucht diente Deutsches Weidelgras (Lolium perenne), von dem bei zweimaliger Nachdüngung von Stickstoff drei Schnitte genommen wurden. Während der Versuchsdurchführung traten keinerlei Störungen und Krankheitsbefall auf, so daß die erhaltenen Werte keinen unerwünschten Beeinflussungen unterlagen.

Tabelle 1. *Keimpflanzenversuch nach Neubauer mit steigenden Gaben von Natrium und Kalium zu Hafer*

DR	Art der Düngung mg je Gefäß	Na	K	Ca	P	Verhältnis von Na : K
		in % der Trockensubstanz				
1	nur Grunddüng.	0,082	0,581	0,557	0,864	1 : 7,09
2	NP + 20 mg Na_2O	0,996	0,639	0,619	1,127	1 : 0,64
3	NP + 30 mg Na_2O	1,376	0,642	0,583	1,097	1 : 0,47
4	NP + 40 mg Na_2O	1,923	0,680	0,584	1,079	1 : 0,35
5	NP + 10 mg K_2O	0,117	1,017	0,712	1,125	1 : 8,69
6	NP + 20 mg K_2O	0,130	1,275	0,662	1,176	1 : 9,81
7	NP + 30 mg K_2O	0,149	1,579	0,686	1,043	1 : 10,60
8	NP + 40 mg K_2O	0,142	1,865	0,721	0,985	1 : 13,13
9	NP + 40 mg K_2O 10 mg Na_2O	0,464	1,938	0,669	1,015	1 : 4,18
10	NP + 30 mg K_2O 20 mg Na_2O	0,858	1,635	0,502	0,906	1 : 1,91
11	NP + 20 mg K_2O 30 mg Na_2O	1,262	1,360	0,452	1,187	1 : 1,08
12	NP + 10 mg K_2O 40 mg Na_2O	1,669	0,988	0,422	0,969	1 : 0,59

Alle Zahlen sind Mittelwerte von 4 Parallelreihen.

Tabelle 2. *Keimpflanzenversuch mit steigenden Gaben von Natrium und Kalium zu Hafer*

DR	in g Erntemenge	*aufgenommene Menge an:* mg Na	mg K	mg Ca	mg P
1	2,01	1,65	11,68	11,20	17,37
2	2,12	21,12	13,55	13,12	23,89
3	2,09	28,76	13,42	12,18	22,93
4	2,06	39,61	14,01	12,03	22,23
5	2,01	2,35	20,44	14,31	22,61
6	2,11	2,74	26,90	13,97	24,81
7	2,07	3,08	32,69	14,20	21,59
8	2,07	2,94	38,61	14,92	20,39
9	2,12	9,84	41,09	14,18	21,52
10	2,11	18,10	34,50	10,59	19,12
11	2,20	27,76	29,92	9,94	26,11
12	2,11	35,22	20,85	8,90	20,45

Die Düngergaben können den entsprechenden Düngungsreihen der Tabelle 1 entnommen werden.

Die Tabellen 1 und 2 bringen die Ergebnisse des orientierenden Versuches, der den Beweis erbringen sollte, ob eine Natriumsteigerung bei gleichzeitiger Kaliumdüngung möglich ist, und wie sich eine reine Natriumdüngung auf den Ertrag und den Gehalt der Pflanzen an diesem Mineralstoff bemerkbar macht. Die einzelnen Gefäße erhielten eine Grunddüngung von 20 mg N in Form von NH_4NO_3 und 15 mg P_2O_5 als Monokalziumphosphat. Natrium und Kalium wurden als Sulfate verabreicht und einzeln wie kombiniert gesteigert. Die Ernte erfolgte am 21. Tag nach der Aussaat.

Wie aus den angeführten Zahlen hervorgeht, läßt sich der *Natrium- und Kaliumgehalt der Haferkeimpflanzen* durch eine entsprechende Düngergabe steigern. Weiter zeigt der Versuch, daß der Kaliumgehalt durch eine Natriumanreicherung in der Pflanze nicht erniedrigt wird. Desgleichen konnte auch die Kaliumdüngung den Natriumgehalt nicht beeinflussen. An Hand der vorliegenden Kalium- und Natriumghalte der Haferpflanzen ist ohne weiteres zu erkennen, welche Düngerkombination gegeben wurde. Aufschlußreicher erscheinen in diesem Zusammenhang aber die Verhältnisse von Na : K. Die gleichzeitig mitbestimmten Ca- und P-Gehalte zeigen kein klares Bild über den Einfluß der verabreichten Düngung. Andeutungsweise ist zu erkennen, daß Kalium die Ca-Aufnahme fördert, während Natrium das Gegenteil bewirkt. Besonders bei der Kombination beider Dünger ist dies gut zu beobachten.

Da bei den Keimpflanzen die Mineralstoffaufnahme der Substanzbildung wesentlich vorauseilt, ist bei den oben angeführten Versuchen kein Einfluß der Düngung auf den Ertrag festzustellen. Um eine Bestätigung der Ergebnisse des Keimpflanzenversuches zu erhalten und darüber hinaus feststellen zu können, welche ertragsteigernde Wirkung eine Natrium- oder Kaliumdüngung zeigt, wurde der *Vegetationsversuch in Gefäßen* angelegt.

Die Grunddüngung bestand insgesamt aus 3,5 g N als NH_4NO_3, wovon 1,5 g N bei der Anlage des Versuches und 2 mal je 1 g N vor dem ersten und zweiten Schnitt verabreicht wurden und aus 1,5 g P_2O_5 in Form von Monokalziumphosphat.

Das Weidelgras lief nach 3 Tagen gleichmäßig auf. Die Pflanzen, die neben der Grunddüngung nur gestaffelte Natriumgaben erhalten hatten, zeigten gegenüber den mit Kalium und den mit K + Na gedüngten einen schlechteren Wuchs. Diese Erscheinung machte sich besonders in der ersten Wachtumsperiode bemerkbar, während zur Zeit des dritten Schnittes der Ertrag dieser Gefäße sich dem der mit Kalium versorgten Pflanzen etwa anglich. Die Zusammenstellung der *Ernteergebnisse* bringt die Tabelle 3.

Aus den dort angeführten Ertragszahlen ist zu ersehen, daß eine reine Kaliumdüngung das Wachstum der Pflanzen mehr zu steigern in der Lage ist, als eine Natriumdüngung. Die Natriumzufuhr konnte im günstigsten Falle etwa 70% der mit 3,5 g K_2O versorgten Düngungsreihe hervorbringen. Die Düngerkombination von K und Na hebt demgegenüber die Ertragsdepressionen der reinen Natriumdüngung in etwa auf. Die beste Leistung erzielte dabei die Kombination von 1,5 g K_2 + 2,5 g Na_2, die mit 94% nur um 6 von Hundert hinter dem Höchstertrag zurückbleibt.

Von Seiten der *Tierernährung* interessiert aber bei diesem Versuch im wesentlichen der *Einfluß der Düngung* auf den Gehalt an Mineralstoffen und deren Verhältnis zueinander. In Tabelle 4 sind die Analysenergebnisse der drei entnommenen Grasschnitte angeführt.

Im Gegensatz zum Keimpflanzenversuch zeigt sich hier ein Einfluß der Kaliumdüngung auf den prozentischen Natriumgehalt und umgekehrt. Mit steigender Kaliumzufuhr sinken die Natriumwerte von 0,26% bis auf 0,13% bzw. 0,06% beim zweiten Schnitt ab. Die Kaliummgehalte fallen bei der Natriumdüngung demgegenüber von 1,58% bis auf 1,09%.

Tabelle 3. *Ertrag in Trockensubstanz bei steigenden Na- und K-Düngergaben*

DR	Art der Düngung je Gefäß	1. Schnitt: g	2. Schnitt: g	3. Schnitt: g	1.—3. Schnitt in g	Ertrag bezogen auf DR 16 3,5 g K_2O = 100
1	ohne Düngung	0,87	—,—	—,—	—,—	—
2	Grunddüngung	7,77	7,77	12,36	27,90	64
3	NP + 0,5 Na_2O	8,12	8,75	12,82	29,69	68
4	NP + 1,0 Na_2O	8,12	8,81	13,93	30,86	70
5	NP + 1,5 Na_2O	*8,84*	*9,22*	14,26	*32,32*	74
6	NP + 2,0 Na_2O	7,66	7,40	16.69	31,75	72
7	NP + 2,5 Na_2O	6,98	8,08	*16,91*	31,97	73
8	NP + 3,0 Na_2O	5,85	6.39	12,17	24,41	56
9	NP + 3,5 Na_2O	7,62	8,02	15,22	30,86	70
10	NP + 0,5 K_2O	11,93	8,93	11,64	32,50	74
11	NP + 1,0 K_2O	12,03	10,70	12,60	35,33	81
12	NP + 1,5 K_2O	14,03	10,61	13,44	38,08	87
13	NP + 2,0 K_2O	*14,42*	11,27	13,76	39,45	90
14	NP + 2,5 K_2O	13,37	10,89	15,18	39,44	98
15	NP + 3,0 K_2O	12,49	*12,44*	17,88	42,81	98
16	NP + 3,5 K_2O	12,57	12,17	*19,11*	*43,85*	*100*
17	NP + 3,5 K_2O + 0,5 Na_2O	11,42	*12,74*	14,12	38,28	87
18	NP + 3,0 K_2O + 1,0 Na_2O	10,70	10,06	15,83	36,59	83
19	NP + 2,5 K_2O + 1,5 Na_2O	10,57	9,14	15,00	34,71	79
20	NP + 2,0 K_2O + 2,0 Na_2O	*12,16*	11,65	16,47	40,28	92
21	NP + 1,5 K_2O + 2,5 Na_2O	11,04	10,89	19,30	*41,23*	94
22	NP + 1,0 K_2O + 3,0 Na_2O	9,74	10,57	*19,79*	40,10	91
23	NP + 0,5 K_2O + 3,5 Na_2O	10,38	10,65	16,99	38,02	87

Bei der Kombinationsdüngung von Kalium und Natrium zeigen sich laut Tabelle 4 im Grunde genommen keine größeren Verschiedenheiten gegenüber dem Keimpflanzenversuch. Mit der Steigerung einer Düngergabe tritt auch ein prozentuales Ansteigen des betreffenden Kations in der Pflanzensubstanz auf. Während sich die Kaliumgehalte der Kombinationsdüngung nur unwesentlich von der Kaliumdüngungsreihe unterscheiden, bleiben die Natriumgehalte bei kombinierter Düngung gegenüber der reinen Na-Düngung stark zurück. Diese Erscheinung ist so zu erklären, daß bei völligem Mangel an Kalium das Natrium in erhöhtem Maße aufgenommen wird und zum Teil die Funktionen des fehlenden Kalium zu übernehmen versucht.

Die *Ergebnisse der Düngerausnutzung* zeigen bei den kleineren verabreichten Natriummengen recht befriedigende Werte. Sie fallen aber in stärkerem Maße als die der Kaliumausnutzung ab. Bedeutend geringer ist sie bei der Düngerkombination. Wenn in dieser Richtung kein befriedigendes Ergebnis den Versuchen zu entnehmen ist, so können wir doch erneut eine Steigerung des prozentischen Gehaltes an Natrium und Kalium bei entsprechender Düngung feststellen. Vor allen Dingen zeigen aber die letzten Spalten der Tabelle 4 die erwartete *Beeinflussung der Verhältnisse von K : Na.* Durch eine sinnvoll gehandhabte Anwendung einer Natrium- wie Kaliumdüngung ist es in unserer Hand, das Verhältnis von K : Na zu verkleinern, ohne dabei große Ertragsdepressionen in Kauf nehmen zu müssen.

Tabelle 4. *Gefäßversuch mit steigenden Gaben von Natrium und Kalium zu Deutschem Weidelgras (Lolium perenne)*

DR	Düngung in g	1. Schnitt		2. Schnitt		3. Schnitt		aufgenommene K-Menge in g	Düngerausnutzung %	aufgenommene Na-Menge in g	Düngerausnutzung %	Verhältnis von K : Na			Ø
		K %	Na %	K %	Na %	K %	Na %					1. Schnitt	2. Schnitt	3. Schnitt	
2	Grunddüngung	1,40	0,09	1,58	0,26	1,47	0,21	0,414		0,053	—	15,60 : 1	6,20 : 1	7,00 : 1	7,81 : 1
3	NP + 0,5 Na_2O	*1,38*	2,09	*1,58*	1,39	*1,35*	0,84	0,423		0,400	94	0,66 : 1	1,13 : 1	1,60 : 1	1,06 : 1
4	NP + 1,0 Na_2O	1,33	2,37	1,35	1,77	1,24	1,90	0,400		0,613	76	0,56 : 1	0,76 : 1	0,65 : 1	0,65 : 1
5	NP + 1,5 Na_2O	1,22	2,48	1,37	2,08	1,18	2,00	0,402		0 696	58	0,49 : 1	0,66 : 1	0,59 : 1	0,58 : 1
6	NP + 2,0 Na_2O	1,25	2,58	1,46	2,35	1,25	2,77	0,413		0,834	53	0,48 : 1	0,62 : 1	0,45 : 1	0,50 : 1
7	NP + 2,5 Na_2O	1,31	2,63	1,26	2,38	1.31	*2,83*	0,415		0,855	43	0,49 : 1	0,53 : 1	0,46 : 1	0,49 : 1
8	NP + 3,0 Na_2O	1,23	2,46	1,49	2,20	1,30	2,46	0,325		(0,584)	(24)	0,50 : 1	0,67 : 1	0,53 : 1	0,56 : 1
9	NP + 3,5 Na_2O	1,09	*2,82*	1,25	*2,77*	1,17	2,77	0,361		0,859	31	0,39 : 1	0,45 : 1	0,42 : 1	0,42 : 1
10	NP + 0,5 K_2O	2,96	*0,26*	2,14	*0,26*	1,51	0,24	0,720	74	0,082		11,39 : 1	8,30 : 1	6,29 : 1	8,78 : 1
11	NP + 1,0 K_2O	4,25	0,22	2,85	0,22	1,89	*0,26*	1,054	77	0,083		19,65 : 1	12,71 : 1	7,21 : 1	12,70 : 1
12	NP + 1,5 K_2O	4,99	0,14	3,54	0,19	2,26	0,24	1,380	78	0,072		35,00 : 1	18,80 : 1	9,50 : 1	19,17 : 1
13	NP + 2,0 K_2O	5,29	0,13	4,57	0,16	2,91	0,25	1,678	76	0,071		40,15 : 1	28,61 : 1	11,76 : 1	23,63 : 1
14	NP + 2,5 K_2O	*5,35*	0,13	5,12	0.09	4,05	0,17	1,888	71	0,053		42,06 : 1	55,80 : 1	23,65 : 1	35,62 : 1
15	NP + 3,0 K_2O	5,31	0,13	5,45	0,07	4,25	0,15	2,101	68	0,052		41,44 : 1	75,33 : 1	28,15 : 1	40,40 : 1
16	NP + 3,5 K_2O	4,91	0,13	*5,55*	0,06	*4,81*	0,12	2,211	62	0,046		38,56 : 1	96,43 : 1	39,96 : 1	48,07 : 1
17	NP + 3,5 K_2O + 0,5 Na_2O	4,51	0,30	*5,87*	0,20	*4,89*	0,33	1,953	53	0,106	14	15,15 : 1	29,92 : 1	14,68 : 1	18,42 : 1
18	NP + 3,0 K_2O + 1,0 Na_2O	*5,04*	0,41	5,33	0,28	4,85	0,43	1,843	57	0.140	12	12,25 : 1	19,14 : 1	11,29 : 1	13,16 : 1
19	NP + 2,5 K_2O + 1,5 Na_2O	4,71	0,71	4,85	0,46	4,36	0,52	1,595	57	0,195	13	6,64 : 1	10,55 : 1	8,38 : 1	8,18 : 1
20	NP + 2,0 K_2O + 2,0 Na_2O	4,45	0,88	4,39	0,78	3,04	1,28	1,553	69	0,409	24	5,06 : 1	5,62 : 1	2,37 : 1	3,80 : 1
21	NP + 1,5 K_2O + 2,5 Na_2O	3,73	1,20	3,87	0,90	2,41	1,77	1,299	71	0,572	28	3,12 : 1	4,30 : 1	1,36 : 1	2,27 : 1
22	NP + 1,0 K_2O + 3,0 Na_2O	3,31	1,31	3,27	1,19	1,82	2,27	1,028	74	0,703	29	2,52 : 1	2,75 : 1	0,80 : 1	1,46 : 1
23	NP + 0,5 K_2O + 3,5 Na_2O	2,97	*1,79*	1,95	*2,32*	1,30	*2,34*	0,737	78	0,831	30	1,66 : 1	0,84 : 1	0,56 : 1	0,89 : 1

Tabelle 5. *Prozentualer Gehalt der Graspflanzen an Na und K des Wiesendüngungsversuches mit steigender Na- und K-Düngung*

DR	Düngermenge kg/ha	Na %	K %	K : Na
1	80 Na_2O	0,25	4,30	17,2 : 1
2	120 Na_2O	0,27	4,39	16,3 : 1
3	160 Na_2O	0,32	4,53	14,2 : 1
4	200 Na_2O	0,36	4,33	12,0 : 1
5	80 K_2O	0,14	4,68	33,4 : 1
6	120 K_2O	0,14	4,86	34,7 : 1
7	160 K_2O	0,14	4,71	33,6 : 1
8	200 K_2O	0,14	4,95	35,4 : 1
9	40 Na_2O + 40 K_2O	0,18	4,46	24,8 : 1
10	60 Na_2O + 60 K_2O	0,25	4,72	18,9 : 1
11	80 Na_2O + 80 K_2O	0,26	4,56	17,5 : 1
12	100 Na_2O + 100 K_2O	0,27	4,68	17,3 : 1

Nachdem der Gefäß- und der Keimpflanzenversuch mit steigender Natrium- und Kaliumdüngung gezeigt haben, daß eine wesentliche Steigerung des Gehaltes der Pflanzen an diesen Mineralstoffen möglich ist, wurde ein *Wiesendüngungsversuch* angelegt. Der Versuchsplan weist 12 verschiedene Düngergaben bzw. -kombinationen in vierfacher Wiederholung auf. Die Analysenergebnisse des ersten geernteten Grasschnittes sind in der Tabelle 5 zusammengestellt.

Aus diesen Zahlen ist zu ersehen, daß sich die reinen wie auch kombinierten Düngergaben entsprechend ausgewirkt haben. Die prozentische Steigerung ist nicht so deutlich wie bei den Gefäß- und Keimpflanzenversuchen zu erkennen, tritt aber doch in Erscheinung. Vor allem kann wieder gezeigt werden, daß das Verhältnis beider Mineralstoffe zueinander durch entsprechende Düngung weiter oder enger gestaltet werden kann.

Wie schon einleitend erwähnt wurde, ist im Rahmen der Gesunderhaltung unserer landwirtschaftlichen Nutztiere eine Erhöhung des Gehaltes an Natrium im wirtschaftseigenen Futter unbedingt erforderlich. Dabei ist es wesentlich, daß unbedingt versucht wird nicht nur die Harmonie der Nährstoffe in dem Futter zu verbessern, sondern auch das Verhältnis der Mineralstoffe bei der Ernährung unserer Haustiere zu berücksichtigen. Nur auf diese Weise wird es möglich sein, die erstrebten Leistungen zu erreichen und darüber hinaus auch die Gesundheit der Tiere in vollem Umfang zu erhalten.

Zusammenfassung

In der vorliegenden Arbeit sollte der Versuch unternommen werden, durch eine Natrium- bzw. Kaliumdüngung oder die Kombination beider den Gehalt unserer Futterpflanzen an diesen Mineralstoffen zu beeinflussen.

Die Untersuchungen sagen aus:

1. Durch die Natriumdüngung läßt sich sehr wohl der prozentische Gehalt der Pflanzen an diesem Element erhöhen.

2. Die Düngerwirkung des Natriums liegt bei diesen Versuchen wesentlich ungünstiger als die des Kaliums.
3. Durch die Kombination von beiden Düngern, d. h. von Kalium und Natrium, läßt sich das Verhältnis von K : Na zueinander in den Pflanzen verengen, auf der anderen Seite aber auch die Ertragsleistung im gewünschten Rahmen halten.

Die angeführten Ergebnisse sind im ganzen als orientierende Versuche zu werten. Die Untersuchungen werden fortgesetzt, um die bis dahin gefundenen Ergebnisse statistisch zu sichern.

Literaturverzeichnis

[1] BRÜGGEMANN, J. u. W. KIRSCH: Zur Frage der Mineral- und Vitaminversorgung der landw. Nutztiere. Landw. Forschung Bd. I, 1949, S. 170

[2] LINTZEL, W.: in E. MANGOLD, Handbuch d. Ernährung u. d. Stoffwechsels der landw. Nutztiere, III, J. Springer Berlin 1931

[3] SJOLLEMA, B.: Over de Oorzaken en Gevolgen van irrationele Opname von Macro-Elementen bij Melkkoeien en de Behoefte von Melkkoeien aan deze Elemente. Ref.: Futter und Fütterung, Nr. 38, 1954, 301

[4] WELLMANN, O.: Die Fütterung des Milchviehs unter besonderer Berücksichtigung des Mineralstoffgehaltes. Mitt. D. L. G., 1931, H. 16

Eingegangen am 2. 8. 54

Aus dem Institut für Physiologie und Ernährung der Tiere der Universität München;
Laboratorium für Vitaminforschung und -prüfung
Vorstand: Prof. Dr. Dr. JOHS. BRÜGGEMANN

J. TIEWS

Beitrag zur Pigmentanalyse in wirtschaftseigenen Futtermitteln

Mit der zunehmenden Bedeutung, die die künstliche Trocknung von wirtschaftseigenen Futtermitteln innerhalb der letzten Jahre erfahren hat, ist im gleichen Maße die Pigmentanalyse, insbesondere die des *Carotins* in den Vordergrund getreten.

War die Untersuchung von Pflanzenfarbstoffen früher auf wenige spezialwissenschaftliche Themen beschränkt, so gehört sie heute zum technischen Repertoire einer jeden Untersuchungsstätte, der die Überwachung von landwirtschaftlichen Erzeugnissen obliegt. Dementsprechend ist die Diskussion über methodische Vorschläge, insbesondere über solche zur Carotinbestimmung von vielen Seiten aufgegriffen worden und bis heute auch noch nicht verstummt.

Der Untersuchung auf Pflanzenpigmente muß zunächst eine erschöpfende Extraktion der Farbstoffe aus dem Untersuchungsmaterial vorangehen. Erst nach Erfassung des letzten Pflanzenpigmentanteils kann die *chromatographische Abtrennung* der interessierenden Farbstoffkomponenten erfolgen.

Nach dem hier im Hause vorliegenden sehr umfangreichen Material darf die Diskussion um den oben bezeichneten ersten Analysenabschnitt insofern abgekürzt werden, als es nach unseren Erfahrungen gleichgültig ist, welche Art von *Lösungsmittel zur Pigmentextraktion* verwendet wird. Der Pigmentanteil muß lediglich quantitativ erfaßt werden und letztlich, bevor die chromatographische Abtrennung eingeleitet wird, in einer Petroläther- bzw. Bezinphase vorliegen, die absolut frei von Lösungsmitteln ist, welche selbst eine stärkere Adsorptionsaffinität zum später verwendeten Adsorptionsmittel besitzen als die Pflanzenpigmente, deren Adsorption in der Säule gewünscht wird.

Es heißt dies mit anderen Worten, daß alle starken Elutionsmittel, wie sie aus der Adsorptionsanalyse organischer Substanzen bekannt sind, vor der Anfertigung eines Pflanzenpigmentchromatogramms ausgeschaltet werden müssen. Hierzu gehören in erster Linie, in der Reihenfolge ihrer zunehmend störenden, d. h. eluierenden Eigenschaften aufgezählt; Benzol, Äther, Aceton, Methylalkohol, Äthylalkohol und Wasser.

Auf der anderen Seite eignet sich die Mehrzahl dieser *Lösungsmittel*, insbesondere Aceton, Äther und Methylalkohol hervorragend zur Extraktion von hydrophilen Pflanzenfarbstoffen, wie Xanthophyllen und Chlorophyllen, und ist in ihrem Extraktionsvermögen der alleinigen Verwendung von hydrophoben Lösungsmitteln wie Petroläther oder Spezialbenzin weit überlegen.

Man wird deshalb schlecht auf die erstgenannten Extraktionsmittel verzichten können, zumal als z. Zt. einzig sicherer Index für die quantitative Extraktion des Carotins die makroskopische Beurteilung des pflanzlichen Rückstandes zur Verfügung steht. Die Extraktion gilt erst dann als abgeschlossen, wenn der Pflanzenrückstand keinerlei grünes Pigment mehr erkennen läßt und in weißlich grauer Farbe vorliegt.

Man kann sich leicht davon überzeugen, daß dies bei alleiniger oder teilweiser Verwendung von Lösungsmitteln, die auf Grund ihrer chemischen Konstitution mehr oder weniger hydrophilen Charakter haben, in ungleich kürzerer Zeit erreicht werden kann, als es bei einer reinen Benzinextraktion der Fall ist.

Nach vielfachen Modifikationen der *Extraktionsmethodik*, angefangen von der Extraktion des Grünmaterials im Mörser mit Spezialbenzin und kleineren Zusätzen von Methylalkohol bis zur Extraktion der Pflanzenpigmente in der Soxhletapparatur oder im Starmix mit verschiedenen Lösungsmittelgemischen kann das folgende Vorgehen nach eingehendem Erfahrungsaustausch mit zahlreichen landwirtschaftlichen Untersuchungs- und Forschungsanstalten als empfehlenswert in Vorschlag gebracht werden.

2—3 g Grünmehl oder eine entsprechende Menge frischen Pflanzenmaterials werden, besonders bei Vorliegen relativ grober Frischsubstanz, mit der gleichen Menge Quarzsand verrieben und in einem Schliffkolben mit einem Gemisch von 80 ccm Shellbenzin (Siedepunkt 60—95° C, Fa. Haltermann Hamburg) und 20 ccm Aceton übergossen.

Die *Extraktion* erfolgt bei 60—70° ca 3 Stunden lang am Rückflußkühler. Das intensiv grüne Lösungsmittelgemisch wird über eine Glasfritte vom Pflanzenrückstand abgesaugt und dieser ggf. nochmals mit dem Lösungsmittel nachgewaschen.

Zur Entfernung des später die Chromatographie störenden Acetons wird die Pigmentlösung einer erschöpfenden *Wasserwäsche* unterzogen. Um starke Emulsionsbildungen zu vermeiden, empfiehlt sich hier das Arbeiten im permanenten Wasserstrom. Die so gereinigte Benzinphase kann ohne weitere Vorbehandlung für die sich anschließende *chromatographische Auftrennung* der Pflanzenpigmente verwandt werden.

Über Vor- und Nachteile der hierfür mit Erfolg verwendeten *Adsorbentien* wie Puderzucker, Amylum Solani, Calciumcarbonat, Aluminiumoxyd u. a. ist in der Literatur vielfach berichtet worden. Es darf hier grundsätzlich gesagt werden, daß jedes dieser Adsorbienten sich für eine Abtrennung der vitamin-A-wirksamen Carotinoide eignet. Voraussetzung ist allerdings, daß die Aktivität der zur Verwendung gelangenden Adsorptionsmittel nicht zu stark ist, daß sie neben der Adsorption des Pigmentanteils auch eine irreversible Zerstörung des gesuchten Stoffes nach sich zieht. Es ist dies beispielsweise für hochaktiviertes Aluminiumoxyd von uns immer wieder für das dem Carotin konstitutionell sehr nahestehende Vitamin A, aber auch für das Pflanzenpigment direkt beobachtet worden, worüber zu gegebener Zeit an anderer Stelle berichtet werden soll. Für andere in ihrer Adsorptionsaktivität hinter dem Aluminiumoxyd rangierende Adsorptionsmittel wie Calciumcarbonat, Kieselgur, Amylum Solani u. dgl. sind allerdings derartige Verluste kaum zu befürchten.

Man muß die hier nur im Auszug wiedergegebene und bei weitem nicht vollständige Reihe der in Frage kommenden *Adsorptionsmittel* immer von dem Standpunkt aus betrachten, daß die Adsorptionsaffinität der vornehmlich hier diskutierten Pflanzenpigmente Chlorophyll B, Chlorophyll A, Zersetzungsprodukte aus diesen beiden Komponenten, Xanthophylloide und Carotinoide, in dieser Reihenfolge abnehmend bei allen Adsorptionsmitteln erhalten bleibt. Nur die „aktiven Zentren", in denen die Adsorption dieser einzelnen Pigmente in der obigen Aufzählung erfolgt, sind bei Aluminiumoxyd am stärksten und bei der Kartoffelstärke oder dem Puderzucker als hier schwächstem Adsorptionsmittel dieser Reihe zahlenmäßig am niedrigsten gehalten. Dementsprechend wird eine gegebene Pigmentmenge obiger Zusammensetzung an Aluminiumoxyd in einem einzelnen schmalen Horizont am Anfang der Säule adsorbiert, während sich die gleiche Pigmentmenge wegen der in der Kartoffelstärke nur in weitaus bescheidenerem Umfang vorhandenen „aktiven Zentren" in einem stark auseinandergezogenen Chromatogramm unter Ausbildung schöner charakteristischer Farbhorizonte adsorbieren läßt.

In dem letztbeschriebenen *Chromatogramm* reicht die Adsorptionaffinität des Carotins, das im Rahmen dieses Beitrages besonders interessiert, überhaupt nicht aus, um an Amylum Solani adsorbiert zu werden. Dagegen reicht die Aktivität lufttrockener unbehandelter Kartoffelstärke DAB 6 zuverlässig aus, die nicht vitamin A-wirksamen Xanthophylloide in der Säule zurückzuhalten, die sonst selbstverständlich die photometrische Auswertung der Carotin-Extinktion außerordentlich stark stören würden. Wir verfügen somit in der *Kartoffelstärke* über ein *Adsorbens*, das sich hervorragend *zur Carotinbestimmung* in pflanzlichen Futtermitteln eignet und im Gegensatz zu allen anderen Adsorbentien die Anfertigung eines „Durchlaufchromatogrammes" für Carotin erlaubt.

Die etwas umständliche Elution des Carotins mit einem besonders herzustellenden Eluiergemisch, das je nach Stärke des jeweils vewendeten Adsorbenses einen mehr oder weniger großen Zusatz organischer und hydrophiler Lösungsmittel, wie beispielsweise Diäthyläther, Aceton zur hydrophoben Benzin- bzw. Pertolätherphase enthält, erübrigt sich hierbei. Das Carotin kann vielmehr im direkten Durchlauf in Petroläther oder Spezialbenzin erhalten und seine Konzentration stufenphotometrisch ermittelt werden.

Zum weiteren Vorteil gereicht die gute Übersichtlichkeit des *Kartoffelstärke-Chromatogramms* und die makroskopisch schön zu verfolgende Abtrennung von nicht vitamin A-wirksamen Xanthophylloiden, so daß ein absolutes Sicherheitsgefühl in dieser Richtung erhalten wird; ein Umstand, der bei Verwendung *stärkerer Adsorptionsmittel* — hier sei in erster Linie an Aluminiumoxyd gedacht — infolge einer nur schwer gleichmäßig zu erhaltenden Adsorptionsaktivität mitunter vermißt wird. Da die Adsorptionsaktivität des Aluminiumoxyds bei längerer Lagerung durch geringfügige Wasseraufnahme über die Luftfeuchtigkeit laufend abfällt, ist vor allem bei technischem Personal die Gefahr leicht gegeben, daß ein an relativ hoch aktiviertem Al_2O_3 erprobtes Eluiergemisch, welches die Elution des Carotins — und n u r des Carotins — ermöglicht, nach einigen Wochen, wenn die Aktivitätsstufe des Aluminiumoxyds bereits verringert ist, so stark eluierend wirkt, daß schon Xanthophyllanteile ebenfalls im Eluat erscheinen und fälschlicherweise nicht gegebene Carotinmengen vortäuschen.

Hier im Hause gemachte Erfahrungen haben diese Bedenken bestätigt, wenn auch in vielen Fällen Vergleichsuntersuchungen zu durchschnittlich um etwa 10% niedrigeren Ergebnissen im Falle der chromatographischen Pigmentaufteilung an Aluminiumoxyd im Vergleich zu analogen Versuchen mit Kartoffelstärke führten. Ähnliche Befunde ergaben sich auch bei vergleichenden Analysen zwischen verschiedenen räumlich getrennten Untersuchern.

Diese Verluste konnten ganz bewußt, wiederum verglichen mit den Untersuchungen an Kartoffelstärke, auf 20—30% erhöht werden, wenn sehr hochaktiviertes, d. h. 3 Stunden bei 500—600° gehaltenes Aluminiumoxyd nach seiner Abkühlung im Exsiccator als Adsorbens verwendet und der Carotinhorizont quantitativ eluiert wurde.

Es scheint damit der Beweis gegeben zu sein, daß in solchen Fällen *mit der Adsorption eine teilweise Zerstörung des Carotins* einhergeht, was bereits eingangs auch für die Vitamine A und D betont wurde.

Darüber hinaus eignet sich das übersichtliche Chromatogramm von Pflanzenpigmenten an Kartoffelstärke besonders gut auch zur *Analyse anderer Pflanzenfarbstoffe*, beispielsweise der *Chlorophyllkomponenten*. Die einzelnen, gut abgesetzten Farbhorizonte werden dabei einfach mit dem Spatel abgegraben und können in entsprechenden Lösungsmitteln gelöst werden.

Aus diesen Gründen haben wir bisher zur Bearbeitung rein wissenschaftlicher Themen die Verwendung der *Kartoffelstärke als für die Pflanzenpigmentanalyse bestgeeignetes Adsorbens* im Hause intensiv angewendet, zumal es sich hier um das klassische Schulbeispiel der Chromatographie schlechthin, wie sie von TSWETT schon ausgangs des letzten Jahrhunderts ins Leben gerufen wurde, handelt.

Die schwache Adsorptionsaktivität von Kohlehydraten, die wir uns gerade im „*Durchlaufchromatogramm*" *für Carotin* zunutze machen, kann andererseits auch für diese Zwecke als nachteilig empfunden werden. Wegen der nur kleinen Zahl von „aktiven Zentren" müssen Adsorptionssäulen von erheblicher Länge und relativ großem Durchmesser verwandt werden (durchschnittlich 20 cm Länge und 2 cm ⌀). Selbst diese Säulen sind nicht zur Aufnahme großer Pigmentmengen geeignet. Sie haben sich jedoch zur Chromatographie etwa des 10. Teils des im obigen Beispiel aus 2—3 g Trockengrünmehl gewonnenen und in 50 ccm Shellbenzin letztlich vorliegenden Farbstoffanteils auch bei kräftig gefärbtem Ausgangsmaterial als absolut zuverlässig erwiesen. Es werden demnach nur 5 ccm des oben geschilderten Farbstoffextraktes zur

Chromatographie verwendet. Wir sehen hierin keine Fehlermöglichkeit, da der einmal im Lösungsmittel vorliegende Farbstoffextrakt in sich ja eine homogene Verteilung erfahren hat.

Bei Vorliegen nur kleinerer Carotinmengen läßt sich der u. U. relativ schwach gelbe Farbton in seiner Extinktion bei der stufenphotometrischen Auswertung sehr einfach durch Verwendung größerer durchstrahlter Schichtdicken multiplizieren.

Wenn mitunter bei der Übernahme dieser Verfahrensvorschriften der carotinhaltige Durchlauf des Chromatogramms an Kartoffelstärke als „grünstichig verfärbt" beschrieben wurde, kann das nur heißen, daß entweder zu hohe Farbstoffkonzentrationen bei gegebener Säulenlänge verwendet wurden, deren Adsorption von der Säule in der typischen Reihenfolge nicht bewältigt wurde, oder aber es ist vor Anfertigung des Chromatogramms nicht auf die restlose Ausschaltung der zur Extraktion bevorzugten hydrophilen Lösungsmittelpartner genügend Aufmerksamkeit verwandt worden. Im letzten Falle, also bei Anwesenheit von im Chromatogramm stark eluierenden Lösungsmittelresten, ist die Adsorption der Pflanzenpigmente an Aluminiumoxyd selbstverständlich ebenfalls in Frage gestellt. Es lag aber trotzdem nahe, die Vorteile eines *„Durchlaufchromatogramms" an Polysacchariden mit denen einer größeren Adsorptionsaktivität an Aluminiumoxyd* zu koppeln.

Es ist dies möglich, wenn man als Adsorbens Aluminiumoxyd verwendet, das bei seiner Vorbehandlung auf eine solche Aktivitätsstufe eingestellt wird, die das in der Reihe der Pflanzenpigmente schwächst „chromatophile" Carotin gerade noch in der Petroläther- bzw. Spezialbenzinphase die Säule passieren läßt.

Man geht dabei von maximal aktiviertem Aluminiumoxyd aus, setzt dessen höchste Aktivitätsstufe durch kleinere Wasserzusätze herab und stellt sie somit auf ein gleichbleibendes Niveau ein.

Die Handhabung derartig leicht einstellbarer Aktivitätsstufen des Al_2O_3 ist schon längere Zeit in der Vitamin A- und D-Analytik zur chromatographischen Auftrennung dieser Vitamine üblich [1] und verdient eine weitere Verbreitung auch auf dem Gebiet der Pflanzenpigmentanalyse.

Nach unseren Erfahrungen führt die Anwendung der folgenden *Vorschrift* zu guten und verläßlichen Werten: Eine größere Menge käufliches Aluminiumoxyd (nach BROCKMANN standardisiert) wird bei 500—600° 3 Stunden im Muffelofen gehalten und im Exsiccator abgekühlt. So höchst aktiviertes Aluminiumoxyd ist bei Ausschluß von Luftfeuchtigkeit (Schliffstopfenflasche) mehrere Wochen bei gleicher Aktivitätsstufe haltbar.

Vor der beabsichtigten Chromatographie werden 25 g dieses Al_2O_3 (= 32 ccm) mit 3 ccm aqua dest. in einer Pulverflasche versetzt und etwa 1—2 Minuten kräftig durchgeschüttelt, bis das Al_2O_3 homogen fließt und keine Klümpchen mehr feststellbar sind.

Das so vorbehandelte Aluminiumoxyd ist in dieser definierten Aktivitätsstufe, luftdicht verschlossen, 2—3 Tage haltbar und eignet sich in Chromatographieröhren (⌀ 8—10 mm) in einer Schichtdicke von 10—12 cm zur Adsorption von Pflanzenpigmenten in Shellbenzin- oder Petrolätherphase, wobei das Carotin im „Durchlaufchromatogramm" mit dem gleichen Lösungsmittel in die Vorlage gewaschen werden kann.

Hierbei ist zwar die Übersichtlichkeit eines differenzierten Chromatogramms nicht gegeben, wohl aber die maximale Adsorptionskapazität gegenüber einer vergleichbaren Kartoffelstärkesäule um ein Mehrfaches gesteigert. Der das Carotin enthaltende, gelbfarbige Durchlauf kann nun stufenphotometrisch bei Spektralfilter S 47 unter Zugrundelegung eines molaren Extinktionskoeffizienten des β-Carotins ($\varepsilon = 1{,}19 \times 10^{-5}$. Lit. $Mol^{-1}\, cm^{-1}$) ausgewertet und auf die Einwaage bezogen werden. Schließlich kann die Extinktionsermittlung auch bei der Quecksilberlinie 436 mμ im Eppendorfgerät erfolgen ($\varepsilon = 1{,}05 \times 10^{-5}$ Lit. Mol^{-1} cm^{-1}).

Es darf nochmals betont werden, daß *Vergleichsanalysen an verschiedenen Untersuchungsstellen* ganz unabhängig von der Art des verwendeten Adsorbens immer zu gleichen Ergebnissen bezüglich des Carotingehaltes führen müssen. Etwaig auftretende Differenzen im Carotingehalt eines Enquetenstandards können kaum ihre Erklärung in der Verwendung verschiedener Adsorptionsmittel finden, weil die Adsorptionsaffinität der Pflanzenpigmente naturgegeben ist und daher die charakteristische Reihenfolge im Chromatogramm bei allen in Frage kommenden Adsorbentien notwendigerweise erhalten bleiben muß. Lediglich die den fraglichen Adsorbentien eigene Aktivitätsstufe muß durch die Anwendung verschieden hoher Mengen hydrophiler Elutionsmittel kompensiert werden. Immer jedoch muß bei gegebenem Pigmentextrakt die ermittelte Carotinkonzentration die gleiche sein.

Als uns bisher einzig bekannte Ausnahme sei nochmals auf das *Aluminiumoxyd* verwiesen, das *bei höheren Aktivitätsstufen* als die oben in Vorschlag gebrachte zu einer *teilweisen Zerstörung* des aufgegebenen Carotins führt.

Wir sehen die Erklärung für die mitunter differierenden Ergebnisse zwischen 2 oder 3 räumlich getrennten Untersuchern vielmehr in Mängeln bei der Farbstoffextraktion. Hierbei können die außerordentlich labilen Carotinoide bei längerer Erhitzung oder bei zu starkem Luft- und Lichtzutritt viel leichter einer Zerstörung anheimfallen, als das bei sachgemäßer chromatographischer Auftrennung eines Pflanzenpigmentextraktes geschehen kann.

Schließlich darf nicht vergessen werden, daß selbst Durchschnittsproben feingemahlener Grünmehle, im analytischen Sinne gesehen, keine Homogenität verbürgen.

Zusammenfassung

Es wird eine Arbeitsmethode zur Carotinbestimmung in pflanzlichen Futtermitteln mitgeteilt, wie sie im Rahmen einer Arbeitstagung (München, Mai 1954) nach Erfahrungsaustausch mit zahlreichen Fachvertretern aus Universitätsinstituten und landwirtschaftlichen Untersuchungs- und Forschungsanstalten als zunächst vorläufige Empfehlung ausgesprochen wurde.

1. Die Extraktion der Pigmentstoffe aus pflanzlichen Futtermitteln erfolgt bei 60—70° ca 3 Stunden lang am Rückflußkühler mit einem Gemisch

von 80% Shellbenzin (Siedepunkt 60—95° C, Fa. Haltermann Hamburg) und 20% Aceton DAB 6.

2. Die chromatographische Abtrennung des Carotins aus dem durch Wasserwäsche vom Aceton befreiten Pigmentextrakt wird im „Durchlaufchromatogramm“ an Aluminiumoxyd (standardisiert nach BROCKMANN) durchgeführt, das vorher auf eine definierte Aktivitätsstufe eingestellt wird.
3. Die Extinktionsermittlung des Carotineluates wird im Pulfrich-Stufenfotometer bei Spektralfilter S 47 ($\varepsilon = 1{,}19 \cdot 10^{-5}$ Liter. Mol^{-1} cm^{-1}) oder Eppendorfgerät bei der Quecksilberlinie Hg 436 ($\varepsilon = 1{,}05 \cdot 10^{-5}$ Liter · Mol^{-1}. cm^{-1}) durchgeführt.

Literatur

[1] MÜLLER, P. B.: Geb. Lebensmitteluntersuchungen und Hygiene, 40, 369 (1949).

Eingegangen am 13. 10. 54.

Sammelreferat

Aus dem Institut für Vitaminforschung und Vitaminprüfung, Potsdam-Rehbrücke
(Direktor Prof. Dr. A. SCHEUNERT)

Dr. rer. nat. WALTRAUT RICHTER-OTTO

Antibiotika und Darmflora

Inhaltsverzeichnis

Nachdem die überraschende Tatsache bekannt wurde, daß die Antibiotika dem Futter beigemischt eine Wachstumsbeschleunigung und Wachstumserhöhung höherer Tiere bewirken, erhob sich die Frage, auf welchem Wege diese Wirkungen erreicht werden. Diese Frage blieb bis heute ohne allseits überzeugende Antwort. Eine der Erklärungsmöglichkeiten wird in der Wirkung der Antibiotika auf die Darmflora gesehen. Der vorliegende Beitrag zu diesem Thema soll einen Überblick und eine Zusammenstellung der Arbeiten, die auf diesem Gebiet in den letzten Jahren veröffentlicht wurden, soweit sie zugänglich waren, geben.

I. Die Wirkung der Antibiotika auf die Darmflora einzelner Tiergruppen

Allgemein muß hierzu gesagt werden, daß die z. T. recht erheblich voneinander abweichenden Ergebnisse der einzelnen Forscher durch die verschiedenen Versuchsbedingungen, Versuchsrationen und Untersuchungsmethoden erklärt werden können. Vielleicht liegen auch einige Mängel an der noch ungenügend entwickelten gegenwärtigen Technik der bakteriologischen Untersuchungen.

a) *Geflügel.*

ELAM u. Mitarb.[1] haben an *Küken* 33 mg Procain-Penicillin (G) pro kg Diät verabreicht. Einem Teil der Tiere wurde zusätzlich wöchentlich 1 μg kristall. Vitamin B_{12} injiziert. Die Wachstumssteigerung war bei den Küken, die Penicillin + Vit. B_{12} erhalten hatten, noch größer als bei denen, die nur Penicillin bekommen hatten. Auch die Küken, denen intravenöse Injektionen von Procain-Penicillin (G) gegeben worden waren, zeigten ein besseres Wachstum als die Kontrollen. Die Gesamtbakterienzahl, die Enterococcen, die gegen Penicillin resistenten Bakterien, die Hefen, die Coliformen hatten an Zahl zugenommen bei den Küken, die Penicillin bekommen hatten, während die Milchsäurebakterien und gramnegativen Bakterien unverändert an Zahl waren. Dieselben Forscher[2] verfütterten an Küken, die eine Vit. B_{12}-Mangeldiät erhielten, Penicillin- und Aureomycin (33 mg/kg). Einem Teil der Tiere wurden 1,2 mg Vit. B_{12} wöchentlich injiziert. Injektion von B_{12} und Penicillin steigerten im Gegensatz zu Aureomycin das Wachstum. Orales oder injiziertes Penicillin vermehrte die Penicillin- und Aureomycin-resistenten Bakterien und die Hefezahlen. Aureomycin führte zu einer Vermehrung der Aureomycin-resistenten Bakterien und Hefen, beeinflußte aber nicht die Zahlen der Penicillin-resistenten Bakterien.

ELAM, GEE und COUCH haben in einer späteren Arbeit[3] die Ergebnisse der oben zitierten Untersuchung[1] nicht voll bestätigen können; es waren die Gesamtzahl der Bakterien und die Enterococcen nicht vermehrt. In der ersten Untersuchung waren Vit. B_{12}-Mangelküken benutzt worden. Parenterale Verabreichung von Penicillin war in dem späteren Versuch ohne Wirkung auf die faecale Mikroflora, autoklaviertes Penicillin war von geringer Wirkung. Nach REID und Mitarbeitern[4] führte die orale Verabreichung von Penicillin zu einem bedeutenden Anstieg der Penicillin-, Aureomycin- und Bacitracin-resistenten Organismen. Intramuskuläre Gaben von Penicillin blieben wirkungslos. Aureomycin oral oder injiziert erzeugte einen bedeutenden Anstieg der Aureomycin-resistenten Organismen, war aber ohne Wirkung auf Gesamtbakterienzahl, Enterococcen, Milchsäurebakterien, Hefen, Penicillin-, Bacitracin- oder Chloromycetin-resistente Organismen. Orales und injiziertes Chloromycetin bedingte nur bei den Aureomycin-resistenten Organismen ein Ansteigen, Bacitracin, oral verabfolgt, ein Ansteigen der Bacitracin- und Aureomycin-resistenten Organismen.

SIEBURTH u. Mitarb.[5] fanden nach ihren Untersuchungen, daß die caecale Mikroflora nicht notwendigerweise die Veränderungen in den oberen Darmabschnitten nach Antibiotikagaben wiedergeben muß. Nach Verabreichung von Penicillin und Aureomycin waren alle kultivierbaren Mikrofloratypen im Dünndarm an Zahl vermindert.

RHODES u. Mitarb.[6] gaben Küken bei verschiedenem Folsäuregehalt des Futters Aureomycin (5 mg/100 g Futter) bzw. ein Gemisch von Bacitracin und Penicillin (2,5 mg + 10 mg/100 g Futter). Die Reduktion der Coliformenzahl war im Duodenum am größten. Die hemmende Wirkung auf die Coliformen war vom Bacitracin-Penicillin-Gemisch größer als die von Aureomycin. In allen Darmabschnitten waren die Lactobazillen reduziert.

ANDERSON u. Mitarbeiter[7] gaben Küken zugleich mit der Diät mit und ohne 10 p. p. m Procain Penicillin (G) Nährbouillon, entrahmte Milch und Thioglykolatmedium, die beimpft waren mit aus dem Caecum der Küken isolierten Mikroorganismen. In den meisten Fällen bedingte der Zusatz von Penicillin eine Reduktion der Zahl der Aeroben, Anaeroben, Coliformen, Lactobazillen und Enterococcen im Caecum. Interessant ist, daß durch die Verfütterung von Coliformen die Zahlen dieser Organismen in der Abwesenheit von Penicillin reduziert, in seiner Gegenwart aber die Zahl der Aeroben, Anaeroben, Coliformen und Lactobazillen gefördert wurden.

Nach Verfütterung von E. coli und Penicillin zeigten die Küken ein besseres Wachstum, als nach Verabreichung von E. coli oder Penicillin allein. Micrococcen senkten das Wachstum in der Abwesenheit von Penicillin, doch wurde diese Depression vollständig durch Penicillin ausgeglichen.

ELAM u. Mitarbeiter[8] führten wöchentliche Faecalmikroflora-zählungen durch bei Küken, die Penicillin und inaktiviertes Penicillin oral und parenteral erhalten hatten. Bei diesen Untersuchungen wurde besonderer Wert auf die Zahl und die Art der Clostridien gelegt. Die Autoren kamen zu dem Ergebnis, daß durch die Antibiotika die Gesamtzahl der Clostridien des Darmes stark vermindert wurde. Die Empfindlichkeit der isolierten Organismen wurde in vitro geprüft und es ergab sich, daß schon 0,1 Gamma des Antibiotikums pro ml des Mediums eine hemmende Wirkung ausübte.

Zu ähnlichen Ergebnissen wie ELAM[8] kamen auch SIEBURTH und Mitarb.[9]. Sie verfütterten an Truthühner 15 p. p. m Penicillin (G) (K-Salz) oder Terramycin oder eine Kombination von beiden. Obwohl diese Konzentration der Antibiotika eine bemerkenswerte Wachstumssteigerung der Tiere zur Folge hatte, wurden keine feststehenden und reproduzierbaren Unterschiede bezgl. der Mikroflora beobachtet. Diese traten erst bei einem Futterzusatz von 100 p. p. m des Antibiotikums auf und zwar war die Zahl der Coliformen erniedrigt, die der Lactose-negativen Bakterien erhöht, Proteus trat auf und die Zahl von Clostridium perfringens wurde reduziert. SIEBURTH schließt aus der Hemmung von Cl. perfringens durch Terramycin und Penicillin, daß die Antibiotika möglicherweise das Wachstum durch Verhinderung toxischer Darminfektionen verbessern. Wie ELAM und SIEBURTH berichtete auch WILLIAM[10] von der durch Antibiotika erzeugten Reduktion der Clostridien im Darmtraktus. Dagegen beobachteten in ihren Versuchen BROWN und LUTHER [11], ROMOSER [12], ANDERSON, CUNNINGHAM und SLINGER [13] eher eine Zunahme oder keine bemerkenswerte Veränderung in der Zahl der Anaeroben. SMYSER u. Mitarbeiter [14] erzielten eine Stimulierung von Cl. perfringens durch Penicillin, während Aureomycin nur leichte Veränderungen bedingte.

Die Ergebnisse der zuletzt aufgeführten Arbeiten widersprechen der Auffassung derjenigen Autoren, die eine Erklärung des Wirkungsmechanismus der Antibiotika in der Reduktion der Clostridien sehen. SMYSER u. Mitarbeiter betonen, daß sie keine Veröffentlichung gefunden hätten, die für eine Toxinproduktion von Cl. perfringens im Kükendarm spräche.

Sowohl ROMOSER u. Mitarbeiter [15] als auch COOK u. Mitarbeiter ([16, 17]) haben gezeigt, daß durch Fütterung von Procain-Penicillin an Küken bzw. Truthühner die Caecal- bzw. Faecal-Mikroflora verändert wurde. Es kam zu einer Reduktion der Lactobazillenzahlen und es dominierten die Coliformen (Escherichia coli und Aerobacter aerogenes). COOK hat die einzelnen Abschnitte des Darmtraktus auf die Anzahl der Lactobazillen hin untersucht und fand im Magen geringe Zahlen, im Duodenum eine beträchtliche Vermehrung, die aber durch Penicillin für die ersten 3 Wochen stark niedergedrückt wurde. In der 4. Woche stiegen die Zahlen wieder etwas an, was vermutlich auf die Entwicklung von Penicillin-resistenten Stämmen zurückzuführen war. Im Dünndarm waren bei den mit Penicillin versehenen Tieren die Zahlen niedriger als bei den Kontrollen. In den Caecaltaschen erreichten die Lactobazillenzahlen eine Höhe von 1×10^{10} pro gr.; Penicillin hatte nur eine geringe Wirkung auf diese Zahlen. Im Dickdarm unterdrückte Penicillin die Lactobazillen während der ersten 3 Wochen, jedoch wurde die Hemmung in den folgenden Wochen überwunden, wahrscheinlich wieder durch Entwicklung von resistenten Stämmen. Die Coliformenzahlen des Caecums veränderten sich nicht nach Penicillinfütterung, wohl aber erhöhten sich die Coliformenzahlen im Dünn- und Dickdarm um das 10 bis 1000-fache.

ROMOSER wies nach, daß Aerobacter aerogenes Penicillin- und Aureomycinresistent ist.

Nach DIXON und THAYER [18] bewirkten Aureomycinhydrochlorid und Procain-Penicillin G (10 mg/kg Futter) bei Küken, daß die Zahl der Enterococcen im Caecum bei den Penicillin-gefütterten Tieren niedriger, bei den Aureomycin-gefütterten Tieren höher war als bei den Kontrolltieren. Die Milchsäurebakterienzahlen wurden durch Aureomycin stets erhöht.

Bei der Verfütterung von Antibioticis an *Enten* ([19, 20]) wurde keine Wachstumsverbesserung beobachtet, wohl aber eine Veränderung der Caecalflora. Das P_H des Caecalinhaltes war reduziert. Aureomycin verminderte die Gesamtbakterienzahl. Penicillin förderte die Aeroben, Anaeroben und Coliformen, aber reduzierte die Lactobazillen, Enterococcen, die säurefesten und proteolytischen Bakterien. Terramycin förderte die Aeroben, Coliformen und säurefesten Bakterien, aber verminderte die anderen Gruppen. Streptomycin förderte die Aeroben, Coliformen, Enterococcen und säurefesten Bakterien, reduzierte die anderen Gruppen bis auf die Lactobazillen, gegen die Streptomycin wirkungslos war. Während also nach BRANION und ANDERSON Streptomycin die Coliformen im Darmtraktus der Enten begünstigte, berichteten MOORE und Mitarbeiter [21], daß oral gereichtes Streptomycin bei Küken eine bemerkenswerte Reduktion der Coliformen in den Faeces erzeugte. Hierbei waren bei den Küken, die eine niedrige Folsäuregabe erhielten, die Coliformen die vorherrschenden Mikroorganismen, während nach Verabreichung von viel Folsäure Lactobazillen überwogen.

Nach STAAR und Mitarbeiter [22] führte die Verfütterung von Streptomycin an Truthühner innerhalb von 3 Tagen zur Streptomycinresistenz der Coliformen.

KRATZER und Mitarbeiter [23] erreichten nach der Fütterung von Streptomycin an Hühner eine 5 bis 10-fache Vermehrung der Hefepopulation im Darmtraktus. Da die wachstumsanregende Wirkung eines Handelshefepräparates bekannt war, versuchten KRATZER und Mitarbeiter den Mechanismus der Antibiotikawirkung über die Vermehrung der Hefepopulationen zu erklären. Sie verfütterten aus dem Darm von Streptomycin-behandelten Tieren isolierte Hefestämme an Hühner und beobachteten, daß die Tiere zwar einen leichten Wachstumsanstieg zeigten, daß aber die Antibiotika von einer größeren und beständigeren Wirkung waren.

Wie ROMOSER [15] und COOK [16] mit Penicillin eine Depression der Lactobazillen im Darmtraktus von Küken erreichten, gelang dies auch MARCH und BIELY [24] mit verschiedenen Diäten, welche wechselnde Konzentrationen von Aureomycin enthielten. In dem Versuch von MARCH und BIELY war aber, im Gegensatz zu den Beobachtungen von ROMOSER und COOK, die Reduktion der Lactobazillen nicht kombiniert mit einer Zunahme der Coliformen. Im Gegenteil, durch die Verfütterung von höheren Konzentrationen des Antibiotikums, kam es zu einer Niederdrückung der gesamten Aeroben und Coliformen. Die Veränderung der Bakterienflora war bei der höheren Konzentration stärker als bei der niedrigeren, die Wachstumsförderung war bei beiden Konzentrationen aber von gleichem Ausmaß. Daß Aureomycin nicht in der Form, in der es seine wachstumsfördernde Wirkung entfaltet, im Tierkörper gespeichert werden kann, zeigt der Versuch von BERG und Mitarbeiter [25].

Bei der Verfütterung von Terramycin sind von den einzelnen Autoren recht unterschiedliche Erfahrungen gesammelt worden. ANDERSON und Mitarbeiter [26] untersuchten die Wirkung von Terramycin und Phenylarsensäurederivaten auf das Wachstum und die Darmflora von Truthühnern. Das P_H des Caecalinhaltes wurde herabgesetzt. Die Gewichtszunahmen waren hauptsächlich von einer Zunahme der Zahl der Lactobazillen im Caecalinhalt begleitet. Die Coliformen, Aeroben und säurefesten Bakterien hatten unter der Einwirkung von Terramycin an Zahl abgenommen, während die übrigen Gruppen keine reproduzierbar feststehende Reaktion aufwiesen. Diese Beobachtungen stehen gegen jene von BRANION und ANDERSON, die wie schon erwähnt, bei Enten durch Terramycin eine Förderung der Aeroben, Coliformen und säurefesten Bakterien erreichten. Es ist interessant zu bemerken, daß, während Penicillin ([15, 16]) und Aureomycin [24] die Zahl der Lactobazillen reduzierten, Terramycin nach dieser Untersuchung von ANDERSON [26] fördernd auf sie einwirkte. Da die Milchsäurebakterien bekanntlich ein spezifisches Bedürfnis an Vitaminen haben, wollten manche Autoren die wachstumssteigernde Wirkung von Antibioticis auf Grund ihrer reduzierenden Wirkung auf die Lactobazillenzahl erklären. Diese etwaige Erklärungsmöglichkeit gilt also offenbar nicht für Terramycin.

ROSENBERG und Mitarbeiter [27] fütterten 4 Wochen lang Küken mit zunehmenden Konzentrationen eines Terramycinpräparates (60—960 g Bi-Con TM-5 zu 50 kg Futter). Im ersten Versuch nahmen mit steigender Terramycinkonzentration die Zahlen der Gesamtbakterien, der Aeroben, Coliformen und Enterococcen zu. Im zweiten Versuch jedoch nahmen mit steigender Terramycinkonzentration nur die Enterococcen zu, während die Gesamtzahl der Bakterien, die Aeroben und die Coliformenzahlen keine Unterschiede aufwiesen. In diesen Versuchen wirkte jedoch Terramycin reduzierend auf die Lactobazillen.

Ähnlich wie ANDERSON [26] haben auch SIEBURTH und Mitarbeiter [28] durch Terramycin in der Diät von Hühnern eine Abnahme der Zahl der Coliformen und Proteusantagonisten erhalten, während Proteus zu einem vorherrschenden Bakterientyp wurde. Die Colistämme waren am empfindlichsten gegenüber Terramycin. Sie wurden durch 1,5 bis 3,0 μg Terramycinhydrochlorid pro ml der Verdünnung gehemmt. Mitglieder des Genus Proteus wurden bei normaler Diät, d. h. ohne Antibiotikumzusatz, im Darminhalt oder den Faeces von Hühnern nicht entdeckt. Entsprechende Ergebnisse haben METZGER und SHAPSE mit Aureomycin bei Menschen und BAKER und PULASKI mit Terramycin aufgezeigt (s. unten). Es scheint, daß terramycinempfindliche Organismen, die normale Proteusantagonisten sind, an Zahl reduziert werden können durch Terramycinzusatz zum Futter und dadurch eine Vermehrung der Terramycinresistenten Proteusarten ermöglichen.

b) Schweine

Penicillin und Streptomycin steigerten die Bakterienzahl der Faeces von Schweinen nach BRIDGES und DYER [29]. Diese Autoren stellten außerdem fest, daß Penicillin inaktiv war gegenüber den Enterobacteriaceen. In einem anderen Versuch [30] haben diese Forscher zu einer besonderen Diät Penicillin und Streptomycin an Schweine verfüttert. Nur in Kombination und nicht einzeln stimulierten diese Antibiotika das Wachstum der Tiere. In den Faeces war die Zahl der Coliformen beträchtlich angestiegen, ebenfalls die Proteuszahl. Die vier vorherrschenden Bakteriengruppen im Darmtraktus dieser Schweine waren: Coliformen, Shigella, Proteus und Staphylococcen.

WAHLSTROM und Mitarbeiter [31] konnten wohl mit Aureomycin, nicht aber mit Penicillin oder Sulfathalidin das Wachstum von Ferkeln auf einer Protein-„synthetic milk"-Diät stimulieren. Aureomycin verminderte nicht die Coliformen-, Lactobazillen- oder Hefezellenzahlen in den Faeces.

Außerdem ist die verhütende bzw. heilende Wirkung von Antibioticis bei der Diarrhöe von Schweinen bekannt geworden ([32, 33]).

KLINE und Mitarbeiter [34] berichteten, daß Antibiotikaverfütterung ein bemerkenswertes Ansteigen der Pilze und Gesamtbakterienzahlen bewirkte, während WAHLSTROM und Mitarbeiter [35] nach Verabreichung von 100 mg Aureomycinhydrochlorid pro kg Futter keine Veränderung der Zahlen der Aeroben oder Anaeroben in den Faeces fanden. Durch die Fütterung des Antibiotikums war das Caecum um das dreifache vergrößert, ohne daß sich dadurch das Gewicht des Verdauungstraktus bedeutend vergrößert hätte. In einem 2. Versuch haben dieselben Autoren bei 2 Tage alten Schweinen nach Zusatz von 100 mg Chloromycetin pro kg Futter während der ersten 9 Tage ein bemerkenswertes Abfallen der Coliformen in den Faeces beobachtet. Um den 16. Tag verschwand dieser Unterschied, vielleicht wegen Zunahme der resistenten Stämme; der Wachstumseffekt des Antibiotikums blieb jedoch. Bei den Ferkeln, die in diesen Versuchen benutzt wurden, fehlten im Darmtraktus die Clostridien.

LARSON und CARPENTER [36] erreichten durch Zusatz von 0,25 g bzw. 2 g Procain Penicillin bzw. Aureomycin zum Futter eine Reduktion der Clostridienpopulation in den Faeces. Die Forscher schlossen jedoch aus ihren Ergebnissen, daß das Wachstum der Tiere nicht in direkter Beziehung zu der Clostridienpopulation der Faeces steht.

In dem gleichen Sinne werteten CUFF und Mitarbeiter [37] ihre Beobachtungen aus. Sie haben die Faeces von Schweinen, die mit 10 mg pro engl. Pfund der Ration folgende Antibiotika: Aureomycinhydrochlorid, Streptomycin, Terramycin, Procain Penicillin G, Bacitracin und Polymyxin gefüttert worden waren, auf die Zahl der Anaeroben untersucht. Aureomycin, Streptomycin, Terramycin, Bacitracin und Polymyxin drückten die Anaerobenzahlen herab, während Penicillin keinen Einfluß auf die Zahlen hatte. Die prozentuale Reduktion war aber verhältnismäßig niedrig. Deshalb halten es CUFF und Mitarbeiter für zweifelhaft, daß die erzielten physiologischen Wirkungen in Abhängigkeit von der Reduktion der Anaerobenzahlen stehen. v. SZILVINYI und Mitarbeiter [38] fanden nach Verabreichung wachstumbeeinflussender Dosen von Aureomycin und Penicillin ein fast vollständiges Verschwinden der grampositiven Arten der Gesamtflora.

c) *Wiederkäuer*

CHANCE und Mitarbeiter [39] haben an 2 *Stieren* mit Pansenfistel die Wirkung von Aureomycin auf die Gesamtbakterien, Streptococcen und Coliformen in dem Pansen und den Faeces untersucht. Nach Aureomycinzusatz zum Futter nahm die Zahl der Gesamtbakterien im Pansen und in den Faeces zu. Die Zahl der Streptococcen im Pansen nahm ab, die Zahl der Coliformen in einem Falle zu, im anderen war sie unverändert. Wenn 0,5 g Aureomycin gefüttert wurden, bestand eine direkte Beziehung zwischen der Zunahme der Coliformenpopulation im Pansen und der vermehrten Entleerung von Trockenmasse, Rohfaser, Rohprotein und stickstoffreien Extraktstoffen aus dem Pansen.

Während also CHANCE und Mitarbeiter diese Veränderungen der Bakterienflora durch Aureomycinverfütterung bewirken konnten, beobachteten RUSOFF und Mitarbeiter ([40, 41]) nach Verfütterung von Aureomycin an *Kälber* keine Beziehung zwischen den Zahlen irgend einer Bakteriengruppe und den Aureomycingaben.

Durch Verfütterung von Terramycin (KESLER und KODT [42]) beziehungsweise Aureomycin, (BELL [43]) an Kälber wurde die Fähigkeit Zellulose zu verdauen wesentlich verringert. BELL vermutet, daß durch die Antibiotika die zellulose-lösenden Mikroorganismen im Magen-Darmkanal angegriffen werden.

Während COLBY und Mitarbeiter [44] durch tägliche Verfütterung von 100 mg Aureomycin an *Lämmer* ein bemerkenswertes Abfallen des Futterverbrauches und des Gewichtes und eine Zunahme der Bakterienzahlen des Pansens beobachteten, kam TURNER [45] zu einem entgegengesetzten Resultat. In seinem Versuch ergab eine Aufnahme von 23,6 — 27,1 mg Aureomycinhydrochlorid pro kg Körpergewicht von erwachsenen *Schafen* eine 75%ige Reduktion der Pansenflora innerhalb von 2 Stunden. Diese Reduktion war über 2 Tage nachweisbar. Die überlebenden Bakterien waren vorherrschend grampositive Stäbchen und Coccen. Außerdem wurden Depression der Pansenfermentation, Reduktion der organischen Säureproduktion, Appetitmangel und Gewichtsverlust beobachtet.

d) Hunde

Intravenöse Verabreichung von täglich 1 g Aureomycin wirkte auf Hunde toxisch [46]. In den Faeces von Tieren, die 5 Tage überlebten, waren die Coliformen bemerkenswert reduziert. Eine Dosis von 600 mg täglich, rief nicht den Tod der Versuchstiere hervor. Die Coliformen verschwanden innerhalb von 7—8 Tagen und waren bereits nach 2 Tagen stark reduziert an Zahl. Clostridien und Enterococcen waren ebenfalls an Zahlen reduziert, aber verschwanden nicht.

e) Mäuse

Streptothricin und Streptomycin wirkten auf die Zahl der Coliformen im Darmtraktus von Mäusen reduzierend. Durch die Einwirkung von Streptomycin hatte die gesamte Flora schlagartig abgenommen. Nach 72 Tagen der Verabreichung der beiden Antibiotika war die Zahl der Coliformen dieselbe wie die in der ersten Woche. Es schien so, als ob keine Resistenz gegenüber Streptomycin und Streptothricin bei den Darmbakterien eingetreten wäre. Bereits 24 Stunden nach Verabreichung von Streptomycin war die coliforme Flora eliminiert und die Gesamtorganismenzahl reduziert [47].

Die Eliminierung der Coliformen nach oralen Gaben von Streptomycin beobachteten ebenfalls TIETZ und SCHNEIDER [48]. In den Versuchen dieser Verfasser kam es außerdem zur Ausschaltung der grampositiven Milchsäurebildner. Die P_H-Werte wurden in den alkalischen Bereich verschoben und es blieb eine Säuerung des Darmmilieus nach dem Verschwinden der gramnegativen Keime aus. Durch den Mangel an Milchsäure fanden die anaeroben Saccharolyten, Proteolyten und Zellulosevergärer ein günstiges Milieu, das zu ihrer Vermehrung führte.

f) Ratten

GUZMAN-GARCIA und Mitarbeiter [49] untersuchten die Darmflora von Ratten, die mit Na Penicillin G (MERCK) 25 mg/kg Futter einer vollständig synthetischen Diät gefüttert worden waren. Sie zählten die Anaeroben, Coliformen, Lactobazillen und Enterococcen. Die Zahl und Art der Mikroorganismen im Verdauungstraktus variierte bei den einzelnen Individuen beträchtlich. Doch wirkte sich die Penicillinverfütterung in zwei Richtungen aus: Die Anaeroben nahmen ab, während die Coliformen zunahmen.

SCALETTI, KULP und CLEVERDON [50] erreichten durch Verfütterung von 100 mg Terramycin pro kg Futter an Ratten ein statistisch bedeutendes Ansteigen von Proteus, ohne die E. coli-zahlen zu vermindern. Diese Beobachtung steht im Widerspuch zu den Ergebnissen von SIEBURTH [9], der mit Terramycin bei Truthühnern und Schweinen eine Verminderung der Coliformen und gleichzeitige Vermehrung von Proteus erzielte.

In einem anderen Versuch verfütterten SCALETTI und Mitarbeiter [51] 666 mg Terramycin pro kg Futter in einer Versuchsperiode von 5 Wochen. Durch Terramycin wurde die Zahl der gesamten Anaeroben und Aeroben in den Faeces bemerkenswert reduziert, die Zahlen von Proteus erhöht. Ebenfalls bedingte Terramycin eine Zunahme von E. coli und auch eine schwache Vermehrung der faecalen Streptococcenzahlen. Die gesamten Lactobazillen und speziell L.acidophilus wurden merklich reduziert. Durch Terramycin wurde die Gesamtzahl der Bakterien in den Faeces und im Caecalinhalt gesteigert und im Ileum herabgedrückt, durch Aureomycin wurden die Zahlen gesteigert [52].

Durch Streptomycin wurden nach den Beobachtungen von EMERSON und SMITH [53] die Gesamtbakterienzahlen und die Coliformenzahlen reduziert. Nach einigen Tagen waren die Coliformenzahlen aber wieder normal.

Nach RAIMONDO [54] entstand im Darmtrakt von Ratten nach Verfütterung von Aureomycin, Chloramphenicol und Terramycin eine rapide Abnahme der faecalen Bakterienkolonienzahlen, der Gesamtbakterien und der Coliformen. JOHANSSON [55] berichtete, daß Aureomycin eine Abnahme der faecalen Lactobazillen und bedeutende Zunahme der Aureomycin-resistenten Bakterien und Enterococcen bedingte. Aureomycin in einer „purified diet" veränderte nicht die Coliformenzahl der Faeces, in der „stock diet" aber führte es zur Vermehrung der Coliformen.

g) Meerschweinchen

Außer den Berichten über die toxische Wirkung von Antibioticis auf Meerschweinchen, liegen noch Beobachtungen von CARRÈRE, ROUX und MAURY [56] vor, die 30 mg verschiedener Antibiotika täglich in 2 Gaben peroral während 10 Tagen an Meerschweinchen verabreichten und dabei täglich die faecale Flora untersuchten. Terramycin bewirkte in den beiden ersten Tagen der Behandlung eine Verminderung, manchmal ein vollständiges Verschwinden der Coliformen, E. coli, Alcaligenes faecalis und der weißen Staphylococcen. Folgende resistente Bakterien vermehrten sich rasch und stark: Proteus, oft auch

Strept. faecalis, manchmal pathogene Staphylococcen. Die Gesamtbakterienzahl war vergrößert. Mit Beginn der Aureomycingaben verschwanden vollständig die Coliformen, Staphylococcen und Corynebakterien. Proteus, der vor der Behandlung mit Aureomycin niemals angetroffen wurde, erschien am 2. Tag und blieb noch 10 Tage nach der Verabreichung von Aureomycin. Die Gesamtbakterienzahl war vergrößert. Dagegen bewirkte Chloramphenicol eine Verminderung der Gesamtbakterienzahl, Escherichien und Coliformen; weiße Staphylococcen und Corynebakterien verschwanden, ohne daß daraufhin pathogene Staphylococcen oder Proteus erschienen. Alle mit diesen Antibioticis behandelten Tiere zeigten Erscheinungen der Unterernährung. Der Gewichtsverlust war am stärksten durch Chloramphenicol, aber durch dieses Antibiotikum war die Todesrate (20%) erheblich niedriger als die entsprechenden Zahlen von Terramycin (60%) und Aureomycin (80%). ROLLE und MAYER [57] erklären die toxische Wirkung des Penicillins auf Meerschweinchen durch eine Unterdrückung der für die Tiere unentbehrlichen gram + Darmsymbionten, die dadurch die Entwicklung einer an sich darmfremden Coliflora ermöglicht, die zu einer Septikaemie führt.

b) Menschen

HERRELL, HEILMAN und WELLMAN [58] beobachteten nach oralen Gaben von Terramycin an Menschen, daß größere Mengen nicht absorbiert, sondern in den Faeces ausgeschieden wurden. Durch Verabreichung von 1—1,25 g des Antibiotikums alle 6 Stunden ergab sich eine bemerkenswerte Veränderung der Darmflora. Die Faeces wurden geruchlos. Die Clostridien, Streptococcen, Coliformen verschwanden. Die einzigen resistenten Formen waren Hefen, Candida und Mikrococcen.

BAKER und PULASKI [59] gaben ihren Versuchspersonen nach einer Vorbereitungsdosis von 2 g, 0,5 g Terramycin alle 6 Stunden über 5 Tage. Sie fanden, daß E. coli und A. aerogenes rasch verschwanden, ebenfalls z. T. Streptococcen, während die Staphylococcen in den meisten Fällen nicht an Zahl verändert wurden. Proteus, der in keinem Falle vor der Verabreichung von Terramycin in den Faeces entdeckt wurde, erschien in großer Anzahl während der Behandlung. Grampositive Coccen wurden an Zahl reduziert, aber nicht eliminiert. Nach dem Entzug des Antibiotikums traten E. coli und Coccen schnell wieder auf, während Proteus zugegen blieb. BAKER und PULASKI beobachteten eine Veränderung der Morphologie der Organismen durch die Einwirkung von Terramycin.

Durch Gaben von Aureomycin peroral erreichten METZGER und SHAPSE [60] ebenfalls eine Verminderung der Coliformen und eine Zunahme von Proteus; Strept. faecalis und Bacteroides wurden nicht angegriffen. Anaerobe Sporenbildner erwiesen sich bei einem Patienten als leicht vermindert, bei einem anderen Patienten waren sie nicht angegriffen.

SBOROV [61] beobachtete nach therapeutischen Dosen von Aureomycin ebenfalls ein Verschwinden der Coliformen und Verminderung von Clostridien in den Faeces.

COCHLOVIUS [62] machte bei der Behandlung akuter Durchfallserkrankungen von Säuglingen mit Streptomycin die Erfahrung, daß spätestens 2 Tage nach Beginn der oralen Behandlung alle gramnegativen Keime Streptomycin-resistent befunden wurden.

Nach den Untersuchungen von JORNS [63] wurde durch Streptomycingaben bei Neugeborenen die Entwicklung der physiologischen Bifidusflora erheblich gestört, ohne daß der Allgemeinzustand der Säuglinge beeinträchtigt wurde.

DEARING und HEILMAN ([64, 65]) verabreichten oral an Patienten 750 bzw. 500 mg Aureomycin. Hierbei beobachteten sie, daß Pseudomonas, Proteus, gewisse Coagulase-negative Micrococcen, aerobe Sporenbildner und gelegentlich Stämme von Strept. faecalis und Aerobacter aerogenes, Hefen und Candida sich als Aureomycin-resistent erwiesen. Die stärkere Dosis des Aureomycins brachte auch E. coli und Aerobacter aerogenes zum Verschwinden. Die Clostridien wurden mit als erste Organismen eliminiert. Durch Kombination von Dihydrostreptomycin und Aureomycin wurden bei den meisten Patienten alle, durch die von den Forschern angewandte Methode kultivierbaren Bakterien aus dem Darmkanal ausgeschaltet. Durch Verabreichung von Dihydrostreptomycin erreichten die Autoren eine zeitweilige Reduktion der Bakterien; aber innerhalb von 2—3 Tagen entwickelten sich resistente Bakterienstämme. Dieselbe Beobachtung machten ROWE und Mitarbeiter [66] während ZINTEL und Mitarbeiter [67] nach Streptomycingaben keine Entwicklung resistenter Organismen bemerkten und MORTON und SMITH [68] sowie HERFORT und STANDARD [69] günstige klinische Resultate mit Streptomycin erreichten.

RIVERA und SBOROV [70] erzielten nach Verabfolgung von Terramycin eine erhebliche Reduktion der grampositiven und gramnegativen Keime. Candida albicans, Proteus vulgaris, Pseudomonas aeruginosa wurden jedoch nicht von Terramycin angegriffen. E. coli zeigte Änderungen im kulturellen Verhalten.

II. Beeinflussung der Antibiotika-Wirkung durch die Zusammensetzung der Diät

Zahlreich sind die Arbeiten, in denen der Einfluß von Antibioticis bei der Verfütterung verschiedenster Diäten untersucht wurde. Eine Literaturübersicht über dieses Gebiet findet sich bei BRAUDE, KON und PORTER [71].

SCALETTI und Mitarbeiter [51] verfütterten an *Ratten* Terramycin zusätzlich zu Diäten, die sich in den Konzentrationen von Eiweiß und Kohlenhydraten von einander unterschieden. Es ergab sich hierbei, daß sich bei den Anaeroben, Aeroben, Proteus, faecalen Streptococcen und Lactobazillen keine Beziehung zwischen Terramycin und den Diäten nachweisen ließ. Eine solche Wechselwirkung wurde, nur bei niedrigen Terramycindosen, ausschließlich bei den Zahlen von E.coli festgestellt. Ein deutlicher Diäteffekt zeigte sich bei den Zahlen von Proteus und der faecalen Streptococcen nach geringen bzw. hohen Terramycindosen. In einer früheren Arbeit [72] berichteten die Autoren, daß Terramycin, unbeeinflußt durch die Diäten, eine Reduktion der Anaeroben,

Aeroben und L. acidophilus und einen Anstieg der faecalen Streptococcen bedingte. Die hohe Kohlenhydrat- niedrige Eiweißdiät ergab viel niedrigere Proteuszahlen als die anderen Diäten (niedrige Kohlenhydrat- hohe Eiweißdiät und Grundfutter). Zusatz von Terramycin zu allen Diäten ergab eine beträchtliche Vermehrung der Proteuszahlen und zwar unabhängig von der verfütterten Diät.

ANDERSON und Mitarbeiter ([73, 74]) benutzten *Küken* als Versuchstiere und fütterten sie mit Diäten, die in ihrem Proteingehalt unterschiedlich waren (17, 20, 23 und 26% Protein). Penicillin bewirkte eine beträchtliche Erniedrigung des PH-Wertes im Caecalinhalt bei allen Diäten. Hiermit schien die Zunahme der Zahlen der Lactobazillen und säurefesten Bakterien verbunden. In der Abwesenheit von Penicillin zeigten die Anaeroben und Microaerophilen die Tendenz, mit steigendem Proteingehalt (17—23%) zuzunehmen. Penicillin bedingte bei Diäten, die bis zu 23% Protein enthielten, eine Vergrößerung der Zahlen aller Gruppen mit Ausnahme der Enterococcen. In diesem Versuch wurden optimale Ergebnisse (Gewicht und Futterausnutzung) mit der 23%igen Proteindiät, bei der außerdem auch die höchsten Bakterienzahlen in Gegenwart von Penicillin angetroffen wurden, erhalten. Die Tendenz des Penicillins, die depressive Wirkung der höchsten Proteinkonzentration (26%) zu mildern, läßt ANDERSON vermuten, daß Penicillin die Proteinausnutzung steigert. Nach den Erfahrungen mehrerer Forscher verringert der Zusatz von Antibioticis zur Diät nicht das Protein- und auch nicht das Cabohydrat-Bedürfnis von Küken ([75, 76, 77, 78, 79, 80]), während CATRON [81] von einer wirkungsvolleren Eiweißverwertung bei *Schweinen* durch Antibiotikazusatz berichtete. Es war aber möglich, durch Antibiotikazusatz zum Futter bei Küken den Anteil des tierischen Eiweißes in dem Futter zu senken, wenn gleichzeitig der Anteil des pflanzlichen Eiweißes erhöht wurde [82]. Von einer Einsparung tierischen Eiweißes bei Schweinen berichten ebenfalls LIEBSCHER, NORDFELDT und WAHLSTROM ([83, 84, 85]).

III. Die Wirkung der Antibiotika auf den Vitaminbedarf

Die Antibiotika wirken über die Darmflora auf den Vitaminbedarf ein, indem sie den Bedarf an einigen Vitaminen steigern und den an anderen senken. Auch hier widersprechen sich manche Ergebnisse verschiedener Autoren.

a) Geflügel.

Der Vit. A-Gehalt der Leber von Küken und die gesamten Serumcarotinoide wurden in Versuchen von BURGESS und Mitarb. [86] bedeutend erhöht durch Zusatz von 30 mg Natrium-Penicillin G pro kg Diät. Das Lebergewicht pro 100 g Körpergewicht war geringer bei der penicillinbehandelten Gruppe als bei der Kontrolle.

FERRANDO u. Mitarb. fanden ebenfalls nach Verfütterung von Aureomycin und Procain-Penicillin (6—12 mg/kg Futter) erhöhte Leber-Vitamin A-reserven. Einige Untersuchungen sprachen dafür, daß Aureomycin und Streptomycin eine „sparende Wirkung“ auf Vit. B_{12} ausüben ([88, 89]); z. B. führte Streptomycin (per oral) zu einer Zunahme der Population von Bacterium megatherium im Darm der Mäuse [47] und diese Mikroorganismen produzieren Vit. B_{12} [90].

Andere Untersuchungen bestätigten diese Vit. B_{12}-Sparwirkung nicht [91]. Die Sterblichkeit von Küken wurde bei einer B_{12}-armen Diät durch Aureomycin deutlich vermindert.

Es wurde auch der Einfluß von Antibioticis in Verbindung mit Vit. B_{12} auf die Ausbrütung und Eierproduktion von Hühnern untersucht [92], und hierbei eine verbesserte Wirkung festgestellt.

Nach MOORE u. Mitarb. [21] schien Streptomycin nicht das Biotinbedürfnis der Küken zu steigern, im Gegensatz zu dem Bericht von EMERSON u. SMITH (zitiert bei [21]), die biotinähnliche Mangelsymptome bei Ratten erzeugt haben durch orale Gaben von Streptomycin. MOORE u. Mitarb. schlossen hieraus, daß die Küken fast vollständig von äußerer Zufuhr von Biotin abhängig seien und die Darm-Biotinsynthese unwesentlich sei. In dem Versuch von MOORE waren bei den Küken, die eine niedrige Folsäuregabe erhielten, die Coliformen die vorherrschenden Mikroorganismen, während in der Gegenwart von Folsäure die Lactobazillen vorherrschten.

In den Untersuchungen von SLINGER u. PEPPER [93] reduzierten Penicillin und Terramycin das Biotinbedürfnis der Küken und Penicillin den Pantothensäurebedarf.

Während BIELY und MARCH [34] berichteten, daß Aureomycin in der Lage ist, fehlende Vitamine (es handelte sich um Folsäure, Riboflavin, Nikotinsäure) zu ersetzen, durch Reduktion der Darmkeime, die dem Wirt Vitamine entziehen oder durch Anregung des Wachstums von vitamin-synthetisierenden Mikroorganismen, kamen BRIGGS u. Mitarb. [95] zu einem entgegengesetzten Ergebnis, daß nämlich Aureomycin nicht den Mangel an Folsäure in der Diät auszugleichen vermag. Nach MONSON und Mitarb. [96] wurde das Wachstum von Folsäure-Mangel-Küken durch Aureomycin, Bacitracin und Penicillin gesteigert. In der Leber war die Folsäurekonzentration gestiegen, aber nicht im Darm.

COATES u. Mitarb. [97] haben in Versuchen mit synthetischen Diäten, in denen das eine oder andere Vitamin der B-Gruppe fehlte, beobachtet, daß Penicillin das Bedürfnis der Küken an Aneurin, Riboflavin, Pyridoxin oder Pantothensäure nicht änderte, den Bedarf an Nikotinsäure erhöhte und Biotin und Folsäure sparte. Vitamin B_{12} steigerte die Schwere der Nikotinsäuremangelerscheinungen. Das läßt vermuten, daß Vit. B_{12} das Wachstum von Microorganismen, die Nikotinsäure benötigen, auf Kosten des Wirtes fördert.

Nach Untersuchungen von WAIBEL u. Mitarb.([98, 99]) hat Aureomycin keine sparende Wirkung auf Pyridoxin, wohl aber ebenso wie Penicillin auf Thiamin, wenn sie im Futter gegeben wurden, nicht wenn sie injiziert wurden.

NELSON u. SCOTT [100] haben mit Diäten, die entweder Dextrin oder Saccharose als einziges Kohlenhydrat enthielten, die Wirkung von Aureomycin und Penicillin auf den Niacinbedarf geprüft und haben dabei festgestellt, daß diese

Antibiotika weder die Niacinmangelsymptome verstärkten noch Niacin sparten. Die Art des Kohlenhydrates war dabei ohne Einfluß. In Übereinstimmung mit den Erfahrungen von WAIBEL [98], NELSON u. SCOTT [100] und z. T. in Widerspruch zu denen von COATES [97] stehen die Untersuchungsergebnisse von BLAYLOCH u. Mitarb[101]. Sie berichteten, daß Penicillin und Aureomycin nicht den Mangel an Pyridoxin, Pantothensäure oder Nikotinsäure in synthetischen Diäten ausglichen, wohl aber den an Riboflavin, Cholin, Vit. B_{12}, Thiamin, Folsäure und Biotin.

Nach Untersuchungen von COATES u. Mitarb. [102] ist der wachstumsanregende Effekt der Antibiotika auf Vit. B_{12}-Mangelküken gering und wechselnd. Die Gesamtbakterienzahlen vom Darminhalt von Mangelküken mit und ohne Zusatz von Vit. B_{12} waren weder gleichmäßig niedergedrückt noch standen sie in klarer Beziehung zu den Gewichtszunahmen.

ROSS u. Mitarb. [103] beobachteten, daß Penicillin das Vitamin D-Bedürfnis von Küken verminderte. In einer späteren Arbeit [104] fanden dieselben Autoren jedoch keine Penicillin-Wirkung auf den Vitamin D-Bedarf wachsender Küken.

b) Schweine.

Wie BURGESS [86] bei Küken beobachtete, so kamen auch BARBER u. Mitarb. [105] zu dem Resultat, daß Verfütterung von Aureomycin mit oder ohne Vit. B_{12} an Schweine, zu einer erhöhten Leberspeicherung von Vit. A führte. BURGESS hatte seine Erfolge mit Penicillin erreicht. Diese Ergebnisse wurden später von COATES u. Mitarb. [106] bestätigt, während BARBER durch Verfütterung von Penicillin an Schweine keine erhöhten Lebervitamin A-Reserven erreichte.

Viele Forscher kamen zu dem Schluß, daß die wachstumsfördernde Wirkung der Antibiotika bei einem Vit. B_{12}-Gehalt der Diät größer war ([34, 107, 108, 109, 110], weitere Arbeiten siehe bei [71]).

In den Untersuchungen von CATRON u. Mitarb. [111] übte Aureomycin eine „sparende“ Wirkung auf den Vitamin B_{12}-, Pantothensäure-, Riboflavin- und Nikotinsäure-Bedarf von Schweinen aus, während LUECKE u. Mitarb. [112] zu dem Ergebnis kamen, daß Aureomycin nicht sparend auf den Bedarf der Schweine an Pantothensäure wirkte.

c) Ratten

Während BURGESS [86] bei Küken nach Gaben von Penicillin eine Steigerung des Vit. A-Gehaltes der Leber beobachtete, konnten HARTSOOK und Mitarbeiter [113] bei Ratten keine Vitamin A-„sparende“ Wirkung durch Aureomycin feststellen. Bei einer Konzentration von 7,5 γ/Tag der Vitamin A-Aufnahme wurden auf Aureomycinzusatz keine bedeutenden Unterschiede der Leberspeicherung erzielt. Die Nierenspeicherung war bei den Tieren mit Aureomycinzusatz bedeutend geringer als bei den Kontrolltieren.

CHOW und Mitarbeiter [114] stellten fest, daß nach Verfütterung von Penicillin, Aureomycin, Bacitracin und Streptomycin die Vitamin B_{12}-Synthese im Magendarmkanal zunahm. Das gleiche Ergebnis zeigten die Untersuchungen von CRAVIOTO-MUNOZ [115] mit Aureomycin und von DAVIS [116] ebenfalls mit Aureomycin. Eine Erklärung wird in dem Einfluß der Antibiotika auf die Darmsynthese der Ratte gesehen. JAFFÉ [117] hatte bei seinen Versuchen über die Ersetzbarkeit des Vit. B_{12} durch Aureomycin z. T. negative Erfolge.

Die gute Wirkung von Vit. B_{12} neben Antibioticis auf das Wachstum von Ratten ist bekannt ([118, 119]).

Verfütterung von Terramycin verminderte ebenso wie Sulfasuxidin die Biotin-Darmsynthese um 50% [120]. Die Synthese hörte jedoch niemals vollständig auf. Der Zusatz von Folsäure erzeugte kein Ansteigen der Biotinsynthese. Bei Mangel von Thiamin, Riboflavin, Nikotinsäure und Pantothensäure wurde die Biotinsynthese gesenkt. Diese Vitamine der B-Gruppe übten also einen direkten Effekt auf das Synthesevermögen der Darmbakterien aus.

Die Darmsynthese von Biotin wurde gesteigert, wenn in der Diät ein Teil der Saccharose durch rohe Kartoffelstärke ersetzt wurde.

EMERSON und SMITH [53] haben ebenfalls von einem Biotinmangel in Ratten berichtet, ausgelöst durch Zusatz von Streptomycin zur Diät.

Aureomycin hebt die biologische Aktivität von Pyridoxal und Pyridoxamin zu der Stufe von Pyridoxin durch Verhinderung ihres Verbrauchs oder Vernichtung durch Darmmikroorganismen. Bei Gegenwart von Aureomycin waren also die drei Formen von Vitamin B_6 annähernd gleich in ihrer wachstumsfördernden Aktivität [121].

Aureomycin, nicht aber Streptomycin, Terramycin, Penicillin und Chloromycetin, wirkte dem Mangel am Citrovorum Faktor, erzeugt durch Aminopterin, entgegen, und zwar ist Aureomycin gleichmäßig wirksam, sowohl nach oralen als auch intraperitonealen Gaben ([122, 123, 124]).

Bei Ratten, denen über einen langen Zeitraum hinweg Streptomycin und Sulfaguanidin verabreicht worden war, war die Harnexkretion von Folsäure, Vitamin B_6, Ca-Pantothenat, Nikotinsäure stark reduziert, die Exkretion von Riboflavin und Vit. B_1 war leicht angegriffen [125]. Durch Zusatz von Penicillin, Aureomycin, Streptomycin, Terramycin (50 mg/kg Futter) erreichten GUGGENHEIM und Mitarbeiter [126] eine merkliche Wachstumsstimulierung von Ratten, die mit Diäten mit niedrigem Gehalt an Riboflavin und Pantothensäure gefüttert wurden. Eine ähnliche Wirkung wurde mit Penicillin und Terramycin bei niedriger Thiamindiät beobachtet, aber nicht mit Aureomycin und Streptomycin. Die Wachstumsstimulierung war gewöhnlich mit gesteigerter Urinexkretion und Leberkonzentration der Vitamine verbunden. Subkutane Injektionen der Antibiotika waren ohne Wirkung auf Wachstum oder Leberspeicherung der Vitamine.

In der Gegenwart von Penicillin, Aureomycin und Streptomycin brauchte die Ratte weniger Thiamin, Riboflavin und Pantothensäure [127]. Nach SAUBERLICH [128] schien Penicillin im Falle von Thiamin- oder Vitamin B_6-Mangel wirksamer als Aureomycin zu sein, während beide gleich wirksam waren bei Pantothensäuremangel.

Nicht nur Aureomycin, sondern auch Ascorbinsäure (2%) war in der Lage, Pantothensäure- oder Riboflavin-Mangel in der Diät auszugleichen, und Chloromycetin sparte ebenfalls Pantothensäure [129].

RAIMONDO und Mitarbeiter [130] verabreichten Terramycin, Chloramphenicol und Aureomycin peroral und Chloramphenicol auch intramuskulär an Albinoratten. Die mikrobiologischen Untersuchungen zeigten eine bemerkenswerte Abnahme von Nikotinsäureamid, Folsäure und Vit. B_{12} in den Lebern und geringe Abnahme von Pyridoxin. Die Wirkung wurde gesteigert, wenn die Ratten mit einer vitaminfreien Diät gefüttert wurden. In einer anderen Arbeit [54] berichteten diese Forscher, daß durch die genannten 3 Antibiotika die Darmflora, besonders die Coliformen, gehemmt wurde, was zu einer mangelhaften Synthese und Absorption vieler Vitamine des B-Komplexes führte.

JUKES [131] berichtete, daß BAXTER und CAMBELL 1952 und GYÖRGY 1951 mit Aureomycin den Cholinmangel bei Ratten ausgleichen konnten.

d) Menschen

Über die Ausscheidung von Vitaminen der B-Gruppe im Urin von Menschen, denen oral Streptomycin verabreicht worden war, berichtete SARETT [132] in einer ausführlichen Arbeit. PARSONS (zitiert bei [21]) induzierte bei Menschen Thiaminmangel durch Gaben großer Mengen lebender Hefe. Die Hefen brauchen Thiamin für ihren eigenen Stoffwechsel und entziehen es somit dem Wirtsorganismus.

Durch Streptomycinbehandlung kann eine B-Avitaminose auftreten, weil die natürliche Vitamin-B-Synthese infolge Unterdrückung der Colibazillen ausfällt [133]. STAHEL, STEHLI, ELLINGER (zitiert bei [133]) beobachteten nach Penicillin und Sulfonamid Konzentrationsunfähigkeit, Depressionszustände, Parästhesien und dergl. Nach Absetzen der beiden Mittel und Zufuhr von Nikotinsäure schwanden die Störungen rasch.

Derartige unliebsame Veränderungen der Mund-, Magen- und Darmflora nach oraler Behandlung mit Antibioticis sind in der medizinischen Literatur öfters erwähnt worden ([134, 135, 136, 137, 138]).

IV. Theorien über die Erklärungsmöglichkeiten der Antibiotikawirkung

Man hat eine Reihe von Theorien über das Zustandekommen der Wirkungen der Antibiotika aufgestellt, die im folgenden in Kürze aufgeführt werden sollen.

Eine Theorie besagt, daß die Antibiotika selbst Wachstumsfaktoren etwa von der Art der Vitamine oder Hormone sind. Die große strukturelle Verschiedenheit der Antibiotika macht es aber unwahrscheinlich, daß sie alle dieselbe spezifische Wirkung besitzen sollen. Zudem spricht auch der nicht vorhandene Effekt von Kombinationen einzelner Antibiotika dagegen ([71, 139, 140]); Ausnahme: Bacitracin.

a) Wirkung von Injektion oder subkutaner Implantation von Antibioticis

Man war zuerst der Meinung, daß durch die Injektion von Antibioticis keine wachstumsfördernde Wirkung erzielt werden kann ([141, 142, 143]) und sah darin eine Unterstützung der Anschauung, daß die Antibiotika über die Darmmikroflora wirken. Dann aber folgten Berichte über eine Wachstumswirkung injizierter Antibiotika, die gleich nach oraler Verabfolgung war ([1, 2, 144, 18, 145, 146]). Nun schließt die Wirkung von injizierten Antibioticis nicht die Möglichkeit einer lokalen Aktion im Darm aus, seitdem bekannt ist, daß sie den Darm durch die Galle erreichen ([147, 148]). ELAM ([1, 2]) berichtete von einer Veränderung der Darmmikroflora als Ergebnis der Injektion von Penicillin oder Aureomycin, während in einer späteren Arbeit [144] die Injektionen von Penicillin oder Bacitracin keinen solchen Effekt hatten, obwohl das Wachstum stimuliert wurde. COUCH und Mitarbeiter [145] fanden eine Veränderung der faecalen Mikrobenzahlen als ein Ergebnis der intravenösen Injektion von Penicillin. DIXON und THAYER [18] berichteten, daß die Veränderungen an Arten und Zahlen der caecalen Mikroflora dieselben waren bei Kontrollen und Tieren, denen Aureomycin oder Penicillin injiziert worden waren.

b) Wirkung auf die Darmmikroben

Manche Forscher vermuten, daß die Antibiotika ihre Wirkung durch ihren Einfluß auf die Darmmikroflora ausüben. Diese Beeinflussung der Darmflora kann auf verschiedenen Wegen vor sich gehen:

1. Durch Förderung der Organismen, die bekannte oder nicht identifizierte Nährstoffe synthetisieren (Vitamine!) ([149, 71, 146, 150, 23, 151, 124, 152, 143, 49, 153, 154]).
2. Durch Wachstumshemmung der Organismen, die dem Wirt Ergänzungsstoffe der Nahrung entziehen ([150, 146, 154]).
3. Durch Vernichtung pathogener ([154, 139]).
4. Durch Vernichtung giftproduzierender Bakterien (Clostridien), die das Wachstumspotential des Tieres reduzieren (siehe S. 3) ([8, 9, 10]).

Die letztgenannte Erklärungsmöglichkeit hat von anderen Autoren Widerspruch gefunden und ist widerlegt worden ([11, 12, 13, 14]), da die Ergebnisse von SIEBURTH und Mitarbeiter nicht bestätigt werden konnten.

Es können aber auch Wachstumsreaktionen durch Antibiotika erhalten werden, ohne daß eine Veränderung der Darmmikrobenpopulation auftritt. COATES und Mitarbeiter ([155, 156]) schlossen aus den Ergebnissen ihrer Untersuchungen, daß sich die Wachstumswirkung der Antibiotika nicht in der Zahl der Gesamtbakterien des Darminhaltes wiederspiegelt, die weder gleichförmig niedergedrückt war noch in paralleler Beziehung zu den Gewichtszunahmen stand. Umgekehrt zeigen die Ergebnisse von ROSENBERG [27], daß Veränderungen der Darmmikrobenpopulation nach Verabreichung von Antibioticis auftraten, ohne daß diese eine Wachstumsreaktion bewirkten. Veränderungen der Darmmikroflora können auch durch andere Nahrungsbestandteile bedingt sein; z. B. erwähnten LINDBLAD und Mitarbeiter [157], daß bei zunehmender Ca- und P-Konzentration die Aeroben-, Anaeroben-, Säurefesten-, Proteolyten-, Lactobazillen-, Coliformen-Zahlen anstiegen.

HILL und RADTKE[158] folgerten aus ihren Versuchen nach Verfütterung von Vitamin B_{12}-haltigen Antibiotikarückständen, daß bei dem verbesserten Anwuchs nicht die Keimhemmung an sich entscheidend war, sondern Stoffe aus dem Fermentationsprodukt, in erster Linie B_{12}. „Die Antibiotikaanteile haben dagegen in ihrer Wirkung auf die Darmflora nur eine untergeordnete Bedeutung bei den verstärkten Gewichtszunahmen."

Nach DEGENER[159] scheint ein Einfluß der Antibiotika auf zeitlich begrenzt vorhandene latente Infektionen evtl. wesentlicher als ein solcher auf die normale Flora. „Es erscheint kaum annehmbar, daß die nur sehr schlecht — im Gegensatz zu den konstanten Wachstumszunahmen — reproduzierbare Veränderung der Darmflora nach Antibiotikagaben für einen so klaren Effekt verantwortlich sein soll, wenn dabei lediglich körperwichtige Wirkstoffe absorbiert oder umgekehrt synthetisiert werden sollten".

In diesem Zusammenhang sollen die Versuche REYNIER's an der Notre-Dame-Universität erwähnt werden, nach denen bei steril aufgezogenen Tieren ohne Darmflora ein Wachstumseffekt der Antibiotika nicht erreicht werden konnte.

c) Infektionstheorie

Das Wachstum von Küken wurde nur dann durch Penicillin bzw. Aureomycin stimuliert, wenn die Versuchstiere in Räumen, in denen schon früher Küken aufgezogen worden waren, gehalten wurden. In „neuen" Räumen waren beide Antibiotika wirkungslos. Diese Beobachtungen führten zu der Infektionstheorie. Man läßt aber offen, ob diese Infektion durch Organismen oder Viren bedingt sein soll ([146, 160, 161, 162, 163, 71, 164]).

Die Küken in der „neuen" Umgebung, die eine kleine Menge Darminhalt infizierter Küken mit dem Futter erhielten, ohne Penicillinzusatz, reagierten darauf mit einer Wachstumsdepression, diese trat aber nicht ein bei Penicillinzusatz. Autoklavierter Darminhalt infizierter Küken oder frischer Darminhalt nicht infizierter Tiere hatten keinen Wachstumseffekt. Der Darminhalt der infizierten Küken scheint also eine hitzelabile Substanz zu enthalten, die die Bedingungen überträgt.

Man erklärt die Wirkung der Antibiotika nach dieser Theorie als eine Überwindung der Wachstumsdepression, die von der Infektion herrührt, und als eine Einsparung eines oder mehrerer unidentifizierter Wachstumsfaktoren.

Wahrscheinlich sind die meisten Untersuchungen an Küken und Truthühnern über die Beziehungen zwischen Antibioticis und unidentifizierten Wachstumsfaktoren unter Bedingungen gemacht worden, bei denen die Infektion bereits zugegen war.

Im Zusammenhang mit der Infektionstheorie soll die „disease level" Theorie von CATRON ([165] zitiert bei [71]) erwähnt werden. Unter dem Krankheitsgrad (disease level) versteht CATRON das Ausmaß der Verunreinigung des Futterplatzes durch Mikroorganismen bzw. Viren, die für landwirtschaftliche Tiere schädlich sind[81]. CATRON vermutet, daß das Ausmaß der Wachs tumsanregung durch Antibiotika von dem Gesundheitszustand der Tiere abhängt.

Für diese Theorien sprechen die Beobachtungen, daß Streptomycin [166] und Aureomycin [167] wirkungslos sind bei Schweinen, die unter erstklassigen hygienischen Verhältnissen gehalten wurden. Nach Untersuchungen von WHITEHAIR [168] reagieren Schweine, durch Sectio caesarea zur Welt gebracht und mit gereinigter Diät aufgezogen, nicht auf Aureomycin.

Weder die Infektionstheorie noch die „disease level" Theorie kann die größere Reaktion auf Antibiotika bei rein pflanzlicher Diät erklären, hierbei scheinen noch weitere Faktoren (Förderung der Synthese oder Verhinderung der Absorption unidentifizierter Wachstumsfaktoren durch die Darmflora) eine Rolle zu spielen.

d) Beziehungen zwischen den Antibioticis und dem Eiweißstoffwechsel

Man findet in der Literatur noch die These, daß die Antibiotika das Eiweißbedürfnis der Versuchstiere erniedrigen. Dies scheint aber nur für Schweine und nicht für Küken zuzutreffen ([75, 76, 77, 78, 79, 80]). ANDERSON ([73, 74]) äußerte die Vermutung, daß Penicillin die Eiweißausnutzung steigert. Denselben Schluß zog auch MC. GINNIS [169] aus seinen Beobachtungen (in diesem Zusammenhang vergl. [170]).

Nach DEGENER [159] führen die Antibiotika zu einer Erhöhung der biologischen Wertigkeit bestimmter Eiweißkörper. Es wäre entsprechend dem Verhalten von Vitamin B_{12} an ein Eingreifen der Antibiotika am Kernstoffwechsel zu denken. Hierzu stünde in Beziehung, daß besonders Jungtiere auf Antibiotika ansprechen.

Eine weitere Möglichkeit, den Wirkungsmechanismus der Antibiotika zu erklären, wird in der Verbesserung und Förderung der Absorption und Resorption der Nährstoffe gesehen ([159, 140]), durch Appetitsteigerung, Verbesserung der hydrolytischen Verdauungsvorgänge, (durch vermehrte Wasseraufnahme) Änderung der Oberflächenspannung, des P_H usw.

WISSMANN und Mitarbeiter [171] berichteten zuerst, daß Chloromycetin die normale Assimilation von „Ammonia" unterbricht und die Eiweißsynthese der lebenden Zellen hemmt. SMITH [172] erwähnt außerdem noch, daß Chloromycetin die Reduktion von Nitriten, die für das Wachstum der Bakterienzellen notwendig sind, hindert. Nach SMITH muß nicht angenommen werden, daß das Antibiotikum nur durch Inaktivierung von Enzymen wirkt, es könnte auch über andere Mechanismen wirksam werden.

Nach HOBBY [172] und MIURA [173] und anderen wirken Terramycin und Aureomycin auf das Phosphorylierungssystem.

RYBAK und Mitarbeiter [174] kamen nach ihren Untersuchungen zu dem Schluß, daß Streptomycin ein Permeabilitätsgift ist, und auf diese Weise bakteriostatisch wirkt.

Nach PRATT [172] erklärt sich die Wirkung von Penicillin auf empfindliche Bakterien durch irreversible Anlagerung an einen Zellbestandteil, der für die Zellteilung nötig ist, und es blockiert den Eintritt einiger essentieller Nährstoffe in die empfindlichen Bakterien. Nach GROS[175] liegt der zentrale Punkt der antibiotischen Wirkung von Penicillin im Stoffwechsel der Monoribonucleotide.

Zum Schluß sei noch eine Betrachtungsweise angeführt. BRÜGGEMANN und Mitarbeiter[176] äußerten die Anschauung, daß Aureomycin eine wachstumshormonähnliche Wirkung haben solle. Hypophysektomierte Tiere, die Aureomycin erhielten, wuchsen so, als ob sie ein Wachstumshormon empfangen hätten.

Diese Anschauung blieb jedoch nicht ohne Widerspruch, und es müssen weitere Foıschungsergebnisse abgewartet werden, bis es zu einer endgültigen Klärung, die vielleicht nicht auf ausschließlich eine Weise zu suchen ist, des gestellten Problems kommen wird.

V. Literaturverzeichnis

[1] ELAM, J. F., GEE, L. L., COUCH, J. R.: Effect of feeding penicillin on the life cycle of the chick. Proc. Soc. Exp. Biol. Med. *77*, 209 (1951).

[2] ELAM, J. F., GEE, L. L., COUCH, J. R.: The effect of feeding and injecting penicillin and aureomycin on the growth and intestinal microflora on the growing chick. Poultry Sci. *30*, 935 (1951).

[3] ELAM, J. F., GEE, L. L., COUCH, J. R.: Function and metabolic significance of penicillin and bacitracin in the chick. Proc. Soc. Exp. Biol. Med. *78*, 832 (1951).

[4] REID, B. L., ELAM, J. F., COUCH, J. R.: The effect of oral and parenteral administration of antibiotics on growth and fecal microflora in the turkey poult. Poultry Sci. *33*, 307 (1954).

[5] SIEBURTH, J. MC N., JEZESKI, J. J., HILL, E. G., CARPENTER, L. E.: Some microbiological observations on the antibiotic fed chick. Poultry Sci. *33*, 753 (1954).

[6] RHODES, R. A., SARLES, W. B., MONSON, W. J., HARPER, A. E., ELVEHJEM, C. A.: Stimulation and inhibition by antibiotics of intestinal bacteria in chicks. J. Nutr. *53*, 289 (1954).

[7] ANDERSON, G. W., SLINGER, S. J., PEPPER, W. F.: Effect of dietary microorganism on the growth and cecal flora of chicks. Poultry Sci. *31*, 905 (1952).

[8] ELAM, J. F., JACOBS, R. L., TIDWELL, W. L., COUCH, J. R.: Possible mechanism's involved in the growth promoting responses obtained from antibiotics. Poultry Sci. *41*, 914 (1952).

[9] SIEBURTH, JOHN MC. N., GUTIERREZ, J., MC. GINNIS, STERN, J. R., SCHNEIDER, B. H.: Effect of antibiotics on intestinal microflora and on growth of turkeys and pigs. Proc. Soc. Exp. Biol. Med. *76*, 15 (1951).

[10] WILLIAM, W. L.: Observations on the effect of the antibiotics on the intestinal flora; paper presented at the second. annual symposium on recent developments in animal nutrition. Lederle Laboratories 1950.

[11] BROWN, J. H., LUTHER, H. G.: Effect of antibiotics and other growth stimulating substances in the rations of growing and fattening hogs. Paper delivered at the 42-nd meeting of the American Society of Animal Production 1950.

[12] ROMOSER, G. L.: Influence of antibiotics and dietary supplement on cecal bacteria and the growth of chicks. MS. thesis, University of Maryland 1951.

[13] ANDERSON, G. W., CUNNINGHAM, J. D., SLINGER, S. J.: Effect of various protein levels and antibiotics on the intestinal flora of chickens. Abstract of paper presented at the 40th annual meeting of the Poultry Science Association 1951.

[14] SMYSER, C. F., CLEVERDON, R. C., KULP, W. L., MATTERSON, L. D.: Effect of dietary antibiotics on number of Clostridium perfringens in feces of chickens. Antibiotics and Chemotherapy *2*, 363 (1952).

[15] ROMOSER, G. L., SHORB, M. S., COMBS, G. F.: Studies on mechanism of antibiotics in promoting chick growth. Poultry Sci. *31*, 932 (1952).

[16] COOK, F. D., BLAKELEY, R. M., MAC GREGOR, H. I., ANDERSON, R. W.: The influence of procaine penicillin on microflora in various intestinal loci of the turkey poult. Poultry Sci. *31*, 912 (1952).

[17] COOK, F. D., BLAKELEY, R. M., MAC GREGOR, H. I., ANDERSON, R. W.: The effect of antibiotics on the intestinal microflora of turkey poults. Poultry Sci. *33*, 38 (1954).

[18] DIXON, J., THAYER, R. H.: Observations on the growth promoting action of antibiotics in the chick. Poultry Sci. *30*, 910 (1951).

[19] BRANION, H. D., ANDERSON, G. W.: Antibiotics and the growth of ducks. Poultry Sci. *31*, 908 (1952).

[20] BRANION, H. D., ANDERSON, G. W., HILL, D. C.: Antibiotics and the growth of ducks. Poultry Sci. *32*, 335 (1953).

[21] MOORE, P. R., EVENSON, A., LUCKEY, T. D., MC. COY, E., ELVEHJEM, C. A., HART, E. B.: Use of sulfasuxidine, streptothricin and streptomycin in nutritional studies with the chick. J. biol. Chemistry *165*, 437 (1946).

[22] STARR, M. P., REYNOLDS, D. M.: Streptomycin resistance of coliform bacteria from turkeys fed streptomycin. Am. J. Publ. Health. *41*, 1375 (1951).

[23] KRATZER, F. H., STARR, M. P., REYNOLDS, D. M., GRAU, C. R.: Effects on growth of chicks and poults of feeding yeast isolated from streptomycin fed poults. Proc. Soc. Exp. Med. Biol. *81*, 312 (1952).

[24] MARCH, B., BIELY, J.: The effect of feeding aureomycin on the bacterical content of chick feces. Poultry Sci. *31*, 177 (1952).

[25] BERG, L. R., BEARCE, G. E., MC. GINNIS, J., MILLER, V. L.: The effect of removing supplemental aureomycin from the ration on the subsequent growth of chicks. Arch. Biochem. *29*, 204 (1950).

[26] ANDERSON, G. W., CUNNINGHAM, J. D., SLINGER, S. J.: Effect of terramycin and certain phenylarsonicacid derivatives on the growth and intestinal flora of turkey poults. J. Nutr. *48*. 539 (1952).

[27] ROSENBERG, M. M., MORIKAWA, W., BUSHNELL, O. A.: The effect of increasing concentrations of terramycin on the growth and intestinal microflora of chickens. Poultry Sci. *31*, 708 (1951).

[28] SIEBURTH, J. MC. N., MC. GINNIS, J., SKINNER, C. E.: The effect of terramycin on the antagonism of certain bacteria against species of proteus. J. Bact. *64*, 163 (1952).

[29] BRIDGES, J. H., DYER, I. A., BURKHART, W. C.: Effects of penicillin and streptomycin on the growth rate and bacterial count in the feces of pigs. J. Animal Sci. *11*, 474 (1952).

[30] BRIDGES, J. H., DYER, I. A., POWERS, J. J.: Penicillin and streptomycin affect the microflora of the intestinal tract of pigs. J. Animal Sci. *12*, 96 (1953).

[31] WAHLSTROM, R. C., TERRIL, S. W., JOHNSON, B. C.: Effect of antibacterial agents on growth of baby pigs fed a „Synthetic" diet (18 314). Proc. Soc. Exp. Biol. Med. *75*, 710 (1950).

[32] CARPENTER, L. E.: The effect of antibiotics and vitamin B_{12} on the growth of swine. Arch. Biochem. Biophys. *32*, 187 (1951).

[33] CARPÉNTER, L. E., LARSON, N. L.: Swine dysentera: treatment with 4-Nitro and 3-Nitro-4-hydroxyphenyl arsonic acids and antibiotics. J. Animal Sci. *11*, 282 (1952).

[34] KLINE, E. A., KASTELIC, J., QUINN, L. Y., HOMEYER, P. G., CATRON, D. V.: The influence of feeding vitamin B_{12}, cobalt and antibiotics on the composition of pork tissue. J. Animal Sci. *11*, 750 (1952).

[35] WAHLSTROM, R. C., COHN, E. M., TERRILL, S. W., JOHNSON, B. C.: Growth effect of various antibiotics on baby pigs fed synthetic rations. J. Animal Sci. *11*, 449 (1952).

[36] LARSON, N. L., CARPENTER, L. E.: Effect of antibacterial substances on fecal Clostridia populations. Proc. Soc. Exp. Biol. Med. *79*, 227 (1952).

[37] CUFF, P. W. W., MADDOCK, H. M., SPEER, V. C., CATRON, D. V.: Effect of different antibiotics on growing-fattening swine. Iowa State College J. of Sci. *25*, 575 (1951).

[38] SZILVINYI, A. V., LEITHENMAYR, H.: Zur Kenntnis der Beeinflussung der Darmflora von Schweinen bei Antibiotika-Zufütterung. Mitteilungen der Versuchsstation für das Gärungsgewerbe in Wien Nr. 3/4, 1954.

[39] CHANCE, C. M., SMITH, C. K., HUFFMAN, C. F., DUNCAN, C. W.: Antibiotics in rumen digestion and synthesis. J. Dairy Sci. *36* (1953).

[40] RUSOFF, C. C., ALFORD, J. A., HYDE, C. E.: Effect of type of protein on the response of young dairy calves to aureomycin with data on the microflora of the feces. J. Dairy Sci. *35*, 493 (1952).

[41] RUSOFF, L. L.: Antibiotic feed supplement (aureomycin) for dairy calves. J. Dairy Sci. *34*, 652 (1951).

[42] KESLER, E. M., KNODT, C. B.: Effect of terramycin on growth and rumen function in Holstein calves. J. Animal Sci. *11*, 768 (1952).

[43] BELL: J. Animal Sci. *9*, 647 (1950).

[44] COLBY, R. W., RAU, F. A., DUNN, R. C.: Effect of feeding aureomycin to fattening lambs. Proc. Soc. Exp. Biol. Med. *75*, 234 (1950).

[45] TURNER, A. W.: Depression of ruminal digestion in adult sheep by aureomycin. J. Agr. Research *3*, 453 (1952) ref. J. Dairy Sci. A 39 (1953).

[46] JACOB, SCHWEINBURG, RUTENBURG: Effect of intravenous aureomycin on the intestinal flora of dog and man. Proc. Soc. Exp. Biol. Med. *78*, 121 (1951).

[47] SMITH, ROBINSON: The influence of streptomycin and streptothricin on the intestinal flora of mice. J. Bact. *50*, 613 (1945).

[48] TIETZ, C. J., SCHNEIDER, P. W.: Studien über Streptomycinwirkungen. I. Untersuchungen über Streptomycinwirkungen auf die Darmbakterienflora. Zentralbl. Bakt. I. Org. *156*, 51 (1950/51).

[49] GUZMANN-GARCIA, J., SARLES, W. B., BAUMANN, C. A.: Microorganisms in the intestines of rats fed penicillin. J. Nutr. *49*, 647 (1953).

[50] SCALETTI, J. V., KULP, W. L., CLEVERDON, R. G.: Effect of terramycin on fecal microflora of rats. I. Interrelation of diet and terramycin. Proc. Soc. Exp. Biol. Med. *81*, 552 (1952).

[51] SCALETTI, J. V., KULP, W. L., CLEVERDON, R. G.: Effect of terramycin on fecal microflora of rats. II. Therapeutic level of terramycin. Proc. Soc. Exp. Biol. Med. *83*, 599 (1953).

[52] JOHANNSON, K. R., PETERSON, G. E., DICK, E. C.: Effect of parenteral and oral administration of antibiotics to rats fed a vitamin B_{12}-deficient diet. Federation Proc. *12*, 418 (1953).

[53] EMERSON, SMITH: Induction of nutritional deficiency by oral administration of streptomycin. J. Pharm. Exp. Therm. *85*, 232 (1945).

[54] RAIMONDO, F. DI, ANGARNO, D., MANINO, M., TRINCHESE, L.: Effeti collaterali die antibiotici nel ratto, con particolare riguardo al meteabolismo di vitamine de complesso B. Inter. Ztsch. Vitaminforschung *24*, 276 (1952).

[55] JOHANNSON, K. R., PETERSON, G. E., DICK, E. C.: Effects of dietary aureomycin upon the intestinal microflora and the intestinal synthesis of vitamin B_{12} in the rat. J. Nutr. *49*, 135 (1953).

[56] CARRÈRE, L., ROUX, J., MAURY, F.: Flore microbienne intestinale des cobayes traités par divers antibiotiques. Revue Immunol. Thérap. antimicrobiene *16*, 406 (1952).

[57] ROLLE, M., MAYER, H.: Über das Wesen der Penicillinwirkung bei Meerschweinchen unter bes. Berücksichtigung der Darmsymbionten. Arch. Hyg. u. Bakt. *137*, 596 (1953).

[58] HERRELL, W. E., HEILMANN, F. R., WELLMANN, W. E.: Some bacteriologic, pharmacologic and clinical observations on terramycin. New York Academy of Sci. *53*, 448—458 (1950).

[59] BAKER, H. J., PULASKI, E.: Effects of Terramycin on fecal flora. Annals New York Academy Sci. *53*, 324 (1950—51).

[60] METZGER, SHAPSE: Evaluation of oral aureomycin for intestinal antisepsis. J. Bact. *59*, 309 (1950).

[61] SBOROV, V. M., JAY, A. R., WATSON, C. J.: The effect of aureomycin on urobilinogen formation and the fecal flora. J. Lab. Clin. Med. *37*, 52 (1951).

[62] COCHLOVIUS, A.: Bakteriologische Befunde bei oraler Streptomycinbehandlung akuter Durchfallserkrankungen im Säuglingsalter. Zentralbl. Bakt. I. Orig. *156*, 62 (1950—51).

[63] JORNS, J.: Über den Einfluß des Streptomycins auf die Entwicklung der Bifidusflora im Darm des Neugeborenen. Zeitschr. f. Kinderheilkde. *70*, 381 (1952).

[64] DEARING, W. H., HEILMAN, F. R.: The effect of antibacterial agents on the instestinal flora of patients: The use of Aureomycin, Chloromycetin, Dihydrostreptomycin, Sulfasuxidine and Sulfathalidine. Gastroenterology *16*, 12 (1950).

[65] DEARING, W. H., HEILMAN, F. R.: The effect of aureomycin on the bacterial flora of the intestinal tract of man. Proc. Staff. Meet. Mayo Clin. *25*, 87 (1950).

[66] ROWE, R. J., SPAULDING, E. H., MADAJEWSKI, D. S., BACON, H. E.: The evalution of sulfathalidine and streptomycin as adjuncts in preparing the large bowel for surgery. Surg. Gynec. and Obst. *87*, 576 (1948).

[67] ZINTEL, H. A., WILEY, M., NICHOLS, A., RHOADS, J. E.: The use of streptomycin in surgical patients. Surgery *21*, 175 (1947).

[68] MORTON, H. S., SMITH, F.: Preparative place of streptomycin in operations on the bowel. Arch. Surg. *57*, 520 (1948).

[69] HERFORT, R A., STANDARD, S.: Oral streptomycin in surgey of the large bowel, the production of secondary Hypoprothrombinemia. Ann. Surg. *128*, 987 (1948).

[70] RIVERA, J. A., SBOROV, V. M.: The effect of terramycin on the intestinal flora. Gastr - enterology *17*, 546 (1951).

[71] BRAUDE, R., KON, S. K., PORTER, J. W. G.: Antibiotics in nutrition. Nutr. Abstr. Rev. *23*, 473 (1953).

[72] SCALETTI, J. V., KULP, W. L., CLEVERDON, R. G.: Effect of terramycin on fecal microflora of rats I. Interrelation of diet and Terramycin. Proc. Soc. Exp. Biol. Med. *81*, 532 (1952).

[73] ANDERSON, R. W., CUNNINGHAM, J. D., SLINGER, S. J.: The effect of protein level and penicillin on growth and intestinal flora of chickens. J. Nutrition *47*, 175 (1952).

[74] ANDERSON, R. W., CUNNINGHAM, J. D., SLINGER, S. J.: Effect of various protein levels and antibiotics on the intestinal flora of chickens. Poultry Sci. *30*, 905 (1951).

75 BIELY, J., MARCH, B. E., SMITH, D. F.: The effect of feeding antibiotics on the carbohydrate and protein requirement of the chick. Poultry Sci. *31*, 863 (1952).

76 SLINGER, S. J., BERGEY, J. E., PEPPER, W. F., SMYDER, E. S., ARTHUR, D.: Effect of antibiotics on the protein requirement of broilers. Poultry Sci. *31*, 757 (1952).

77 MATTERSON, L. D., SINGSEN, E. P., DECKER, LOUIS, KOZEFF, ANNA: The influence of protein level, aureomycin and vitamin B_{12} on the growth and feed efficiency of chicks. Poultry Sci. *31*, 840 (1952).

78 SCOTT, H. M., GOFFI, E. A., GLISTA, W. A.: The protein requirement of the chick influenced by aureomycin. Poultry Sci. *31*, 751 (1952).

79 JOHNSON, E. L.: Providing vit. B_{12} antibiotic and unknown growth factor activity for chicks diet. Poultry Sci. *31*, 955 (1952).

80 SLINGER, S. J., BERGEY, J. E., PEPPER, W. F., ARTHUR, D.: The effect of antibiotics on the protein requirement of broilers. Poultry Sci. *30*, 336 (1951).

81 CATRON, D.: Antibiotika in der Tierernährung. Vortrag gehalten Sept. 1954 Münchener Symposion.

82 FANGAUF, R., FANGAUF, K. W., BARLÖWEN, G. VON: Untersuchung über den Bedarf an tierischem Eiweiß und den Einfluß der Antibiotika auf das Wachstum der Eintagsküken. Arch. Geflügelkunde 1954, Heft 3/4.

83 LIEBSCHER, W., JESCHKO, K.: Einsparung von tierischem Eiweiß durch Aurofac. Der fortschrittl. Landwirt Heft 16/1953.

84 NORDFELDT, S.: Användning av vitamin B_{12}-preparat och Antibiotica till svin. Snenska Svinavels föreningens Tidskrift Nr. 10, 1953 ref. Tierzucht Heft 7, 249 (1954).

85 WAHLSTROM, R. C.: The effect of antibiotics and B-vitamins on the growth of pigs fed different levels of protein. J. Animal Sci. *12*, 934 (1953).

86 BURGESS, R. C., GLUCK, M., BRISSON, G., CAUGHLAND, D. H.: Effect of dietary penicillin on liver vitamin A and serum carotenoids in the chick. Arch. Biochem. Biophys. *33*, 339 (1951).

87 FERRANDO, R., BRENOT, D.: C. R. hebd. Séances Acad. Agric. France *39*, 302 (1952) ref. ChemZbl. 1954, 4887.

88 OLESON, D. J., HUTCHINGS, B. L., WHITEHILL, A. R.: The effect of feeding aureomycin on the vitamin B_{12} requirement of the chick. Arch. Biochem. *29*, 334 (1950).

89 CUTHBERTSON, W. F. J.: Antibiotics in nutrition. J. Sci. food and agriculture *3*, 49 (1952).

90 LEWIS, IJICHI, SNELL, GARIBALDI: U. S. Dep. Agric. Bur. agric. industr. Chem. AIG — 254 (mimeo).

91 STOCKSTAD, E. R. L., JUKES, T. H.: Effect of various levels of vit. B_{12} upon growth response produced by aureomycin in chicks. Proc. Soc. Exp. Biol. Med. *76*, 73—76 (1951).

92 MARIAKULANDAI, A., MYINT, T., MC. GINNIS, J.: Effect of terramycin and vitamin B_{12} on hatchability. Proc. Soc. Exp. Biol. Med. *79*, 242 (1952).

93 SLINGER, S. J., PEPPER, W. F.: Effects of antibiotics on the turkey poults need for supplementary biotin and pantothenic acid. Poultry Sci. *33*, 633 (1954).

94 BIELY, J., MARCH, B.: The effect of aureomycin and vitamins on the growth rate of chicks. Science *114*, 330—31 (1951).

95 BRIGGS, G. M., SPIREY, M. R., ORTIZ, L.: Variation of growth in successive experiments with folic acid-deficient chicks and the influence of aureomycin. J. Nutr. *51*, 355 (1953).

96 MONSON, W., HARPER, A., WINJE, M. E., ELVEHJEM, C. A., RHODES, R. A., SARLES, W. B.: Mechanism of the vitamin-sparing effect of antibiotics. J. Nutr. *52*, 627 (1954).

[97] COATES, M. E., DICKUSSON, C. D., HARRISON, G. F., KON, S. K.: The effect of antibiotics on the growth of chicks deprived of vitamins of the B-Complex. The biochemical Journal *49*. L x VIII (1951).

[98] WAIBEL, P. E., SUNCH, M. L., BAUMANN, C. A., GRAVENS, W. W.: The effect of antibiotics on growth of chicks fed rations of different composition. Poultry Sci. *31*, 938 (1952).

[99] WAIBEL, P. E., CRAVENS, W. W., BAUMANN, C. A.: Effect of dietary antibiotics on the growth of chicks receiving suboptimum amounts of thiamine by mouth or by injection. J. Nutr. *50*, 441 (1953).

[100] NELSON, T. S., SCOTT, H. M.: The effect of antibiotics and type of carbohydrate on the dietary niacin requirement of the chick. Poultry Sci. *31*, 929 (1952).

[101] BLAYLOCK, L. G., RICHARDSON, L. R., LYMAN, C. M.: Studies with chicks receiving suboptimum amounts of vitamin with and without antibiotics. Fed. Proc. *11*, 437 (1952).

[102] COATES, M. G., HARRISON, G. F., KON, S. K., MANN, M. E., ROSE, C. D.: Effect of antibiotics and vitamin B_{12} on the growth of normal and animal protein factor deficient chicks. Biochem. J. 48, Proc. XII (1951).

[103] ROSS, E., YACOWITZ, H.: The effect of penicillin on vitamin D requirements for growth and bone calcification. Poultry Sci. *31*, 933 (1952).

[104] ROSS, E., YACOWITZ, H.: Effect of Penicillin on growth and bone ash of chicks fed different levels of Vit. D and Phosphorus. Poultry Sci. *33*, 262 (1954).

[105] BARBER, R. S., BRAUDE, R., KON, S. K., MITCHELL, K. G.: Effect of supplementing an all-vegetable pigfattening meal with antibiotics. Chem. and. Industrie. p. 713 (1952).

[106] COATES, M. E., HARRISON, G. F., KON, S. K., PORTER, J. W. G., THOMPSON, S. Y.: Antibiotics in chick nutrition and Vitamin A metabolism. Chem. and Industrie p. 149 (1952).

[107] BRIGGS, J. E., BEESON, W. M.: The effect of vitamin B_{12}, Aureomycin, Streptomycin or dried whey factor supplements on the growth and fattening of weanling pigs. J. Animal Sci. *11*, 103 (1952).

[108] SHEFFY, B. E., GRUMMER, R. H., PHILLIPS, P. H., BOHSTEDT, G.: Comparison of growth responses of 2 day old pigs to streptomycin, aureomycin and crude APF alone and in combination with B_{12}. J. Animal Sci. *11*, 97 (1952).

[109] JUKES, T. H., STOKSTAD, E. L. R., TAYLOR, R. R., CUNHA, EDWARDS, H. M., MEADOWS, G. B.: Growth-promoting effect of aureomycin on pigs. Arch. Biochem. *26*, 324 (1950).

[110] RICHARDSON, D., CATRON, D. V., UNDERKOHLER, L. A., MADDOCK, H. M., FRIEDLAND, W. C.: Vitamin B_{12} requirement of male weanling pigs. J. Nutr. *44*, 371 (1951).

[111] CATRON, D. V., BENNINSON, R. W., MADDOCK, H. M., ASHTON, A. C., HOMEYER, P. G.: Effects of certain antibiotics and vitamin B_{12} on pantothenic acid requirements of growning fattening swine. J. Animal Sci. *12*, 51 (1953).

[112] LUECKE, R. W., HOEFER, J. A., THORP, F.: The growth response of weanling pigs fed low protein rations to calcium pantothenate and aureomycin. J. Animal Sc. *11*, 769 (1952).

[113] HARTSOOK, E. W., BATCHELOR, E., JOHNSON, B. C.: Effect of aureomycin on utilization of Vitamin A in the growning male albinorat. Proc. Soc. Exp. Biol. Med. *83*, 43 (1953).

[114] CHOW, B. F., DANIS, R. L., DANIS, S.: The effect of antibiotics and the composition of diets on fecal vit. B_{12} and biotin. J. Nutr. *49*, 657 (1953).

[115] CRAVIOTO-MUNOZ, J., PONCHER, H. G., WAISMANN, H. A.: Vitamin B_{12} sparing action of aureomycin in the rat. Proc. Soc. Exp. Biol. Med. *77*, 18 (1951).

[116] DAVIS, R. L., CHOW, B. F.: Content of Radioactive vitamin B_{12} in the feces of rats fed Co^{60} and aureomycin. Proc. Soc. Exp. Biol. Med. *77*, 218 (1951).

[117] JAFFÉ, W. G.: Wirkung des Aureomycin auf Vitamin B_{12}-arme Ratten und Mäuse. Arch. Venezol. Nutricion *2*, 381 (1951) ref. Z. U. L. *98*, 163 (1954).

[118] BLACK, A., BRATZLER, J. W.: The effects of a vitamin B_{12} supplement vitamin B_{12} and streptomycin on the metabolism of the rat. J. Nutrit. *47*, 159 (1952).

[119] KNOEBEL, J. K., BLACK, A.: The influence of vitamin B_{12} and antibiotics on the protein and energy utilization in cow proteine diet. J. Nutr. *48*, 477 (1952).

[120] HAM, W. E., SCOTT, K. W.: Intestinal synthesis of biotin in the rat. J. Nutr. *51*, 423 (1953).

[121] LINKSWEILER, H. M., BAUMANN, C. A., SNELL, E. E.: Effect of aureomycin on the response of rats to various forms of vitamin B_6. J. Nutr. *43*, 565 (1951).

[122] WAISMANN, H. A., GREEN, L., CRAVIOTO-MUNOZ, J., RAMENCHIK, A., RICHMOND, J. B.: Role of aureomycin and citrovorum factor in „Folic Acid" deficiencies. Proc. Soc. Exp. Biol. Med. *76*, 384 (1951).

[123] WAISMANN, H. A., CRAVIOTO-MUNOZ, J.: Further role of antibiotics in aminopterin-induced Folic-acid deficiency in rats. Proc. Soc. Exp. Biol. Med. *79*, 525 (1952).

[124] WAISMANN, H. A., CRAVIOTO, J. M., PONCHER, H. G.: Citrovorum factor deficiency in rats and influence of antibiotics on growth. Fed. Proc. *11*, 304 (1952).

[125] DI RAIMONDO, F., COGNETTI, S., ANGARANO, D., MANNINO, N., TRINCHESE, L.: Effetti della somministrazione prolungata nel ratto die streptomicina a sulfanilamino-guanidiena sulla flora intestinale. Boll. Soc. ital. Biol. sper. (1951), *27*, 1608—1610, 1611—1613. ref. Nutr. Abst. *23*, 64 (1953).

[126] GUGGENHEIM, K., HALEVY, S., HARTMANN, I., ZAMIR, R.: The effect of antibiotics on the metabolism of certain B vitamins. J. Nutr. *50*, 245 (1953).

[127] LIH, H., BAUMANN, C. A.: Effects of certain antibiotics on the growth of rats fed diets limiting in thiamine, riboflavin and pantothenic acid. J. Nutr. *45*, 143 (1951).

[128] SAUBERLICH, H. E.: Effect of aureomycin and Penicillin upon the vitamin requirements of the rat. J. Nutr. *46*, 99 (1952).

[129] DAST, F. S., SCHWARZ, K.: Prevention of certain B vitamin deficiensies with ascorbic acid or antibiotics. Feder Proc. *11*, 200 (1952).

[130] RAIMONDO, F. S., MANNINO, N., TRINCHESE, L.: Effetti collaterali die antibiotici nel ratto. Intern. Ztschr. f. Vitaminforschg. *24*, 234 (1952).

[131] JUKES, TH. H.: Der Wirkungsmechanismus der in der Tierernährung verwendeten Antibiotika. Vortrag Münchener Symposion Sept. 1954.

[132] SARETT, H.: Effect of oral administration of streptomycin on urinary excretion of B-Vitamin in man. Journal Nutrition *47*, 275—287 (1952).

[133] Schädigung der normalen Darmflora durch Antibiotika. Schweiz. med. W. 1951, 41.

[134] HIRSCHOWITZ, B. C.: Vitamin B_{12} and the so-called antibiotic deficiency syndromes. Lancet *265*, 566 (1953).

[135] Penicillin and vitamin deficiency. J. Amer. Med. Ass. *152*, 564 (1953).

[136] BROWN, C. JR., PROPP, S., GUEST, C. M., BEEBE, R. T., EARLY, L.: Fatal fungus infections complicating antibiotic therapy. J. Amer. Medic. Association *152*, 206 (1953).

[137] GEWIN, H., TRION, G.: Yale, J. Biol. Med. *23*, 332 (1951) ref. sowjet. Ztschr. „Antibiotiki" 7 Nr. 2, 14 (1954).

[138] BRISOU, J.: Antibiotiques et synthése des complexes „B" les „selections en chaine". Presse méd. *61*, 748 (1953).

[139] DEGENER, W., LIEBSCH, A.: Der nutritive Wert des Vitamin B_{12} und der Antibiotika bei Schweinen. Tierärztl. Umschau 7, 163 (1952).

[140] BRIGGS, G. M.: A review of recent developments in poultry nutrition. Trans. Amer. Ass. Cereal Chemists *10*, 31 (1952).

[141] MC GINNIS, J., BERG, L. R., STERN, J. R., WILCOX, R. A., BEARSE, G. E.: The effect of aureomycin and streptomycin on growth of chicks and turkey poults. Poultry Sci. *29*, 771 (1950).

[142] WHITEHILL, A. R., OLESON, J. J., HUTCHINGS, B. L.: Stimulatory effects of aureomycin on the growth of chicks. Proc. Soc. Exp. Biol. Med. *74*, 11 (1950).

[143] GROSCHKE, A. C., EVANS, R. J.: Effect of antibiotics synthetic vitamins, vitamin B_{12} and an APF supplement on chick growth. Poultry Sci. *29*, 616 (1950).

[144] ELAM, J. F., GEE, J. F., COUCH, J. R.: Function and metabolic significance of penicillin and bacitracin in the chick. Proc. Soc. Exp. Biol. Med. *78*, 832 (1951).

[145] COUCH, J. R., ELAM, J. F., GEE, L. L.: Effect of penicillin on growth, egg production and hatchability. Fed. Proc. *10*, 379 (1951).

[146] COATES, M. E., DICKINSON, C. D., HARRISON, G. F., KON, S. K., PORTER, J. W. G., CUMMINS, S. H., CUTHBERTSON, W. F. J.: A mode of action of antibiotic in chick nutrition. J. Sci. Food Agric. *3*, 43 (1952).

[147] COOK, D. L., LAWLER, C. A., GREEN, D. M.: Fed. Proc. *11*, 333 (1952).

[148] HERRELL, W. E., HEILMANN, R. F.: Proc. Staff. Meetings Mayo Clin. *24*, 157 (1949).

[149] TRAUTMANN, A., HILL, H.: Vitamin B_{12}, Animal-Protein-Factor und Antibiotica als Wachstumsfaktoren, mit Versuchen an Schweinen. Arch. Tierernährung *2*, 199 (1952).

[150] ROMOSER, G. L., SHORB, M. S., COMBS, G. F.: Effect of orally administered penicillin resistent microorganisms on growth of chicks. Proc. Soc. Exp. Biol. Med. *83*, 17 (1953).

[151] SLINGER, S. J., FERGUSON, A. E., MC. CONACHIA: A carryover effect of penicillin from dam to progeny. Poultry Sci. *31*, 172 (1952).

[152] VIJAYARAGHAVAN, P. K., MURPHY, E. A., DURM, M. S.: The effect of aureomycin on the growth of mice. Arch. Biochem. Biophys. *36*, 127 (1952).

[153] NORRIS, L. C.: Newer nutritional developments of importance to fled manufacturers. Proc 7th Distillers Feed Conference *88*, 102 zit *96*.

[154] CUTHBERTSON, W. F. J.: The nutritional significance of the APF and antibiotics. Brit. J. Nutri. *6*, 330 (1952), ref. Nutr. Abstr. *23*, 85 (1953).

[155] COATES, M. E., HARRISON, G. F., KON, S. K., MANN, M. E., ROSE, C. D.: Effect of antibiotics and vitamin B_{12} on the growth of normal and animal protein factor deficient chicks. Biochem. J. *48*, Proc. xii (1951).

[156] COATES, M. E., DICKINSON, C. D., HARRISON, F. G., KON, S. K., MANN, M. E.: Antibiotics and the animal protein factor in chick growth. Proc. 9th World's Poultry Congress *2*, 101 (1951).

[157] LINDBLAD, G. S., SLINGER, S. J., ANDERSON, G. W., MOTZOK, I.: Effect of Aureomycin on the calcium and phosphorus requirements of chicks. Poultry Sci. *31*, 923 (1952).

[158] HILL, H., RADTKE, H.: Die Anwendung von Vitamin B_{12}-haltigen Antibiotikarückständen bei älteren Läuferschweinen. Dtsche tierärztl. Wschr. Heft 25, 199 (1952).

[159] DEGENER, W.: Betrachtungen über den nutritiven Wirkungsmechanismus von Antibiotika. Arch. Tierernährung *3*, 313 (1953).

[160] COATES, M. E., DICKINSON, C. D., HARRISON, G. F., KON, S. K., CUMMINS, S. H., CUTHBERTSON, W. F. J.: Mode of action of antibiotics in stimulating growth of chicks. Nature *168*, 332 (1951).

[161] ELAM, J. F., JACOBS, R. L., FOWLER, J., COUCH, J. R.: Effect of dietary Clostridia upon growth promoting responses of penicillin. Proc. Soc. Exp. Biol. Med. *85*, 645 (1954).

162 BIRD, H. R., LILLIE, R. J., SIZEMORE, J. R.: Environment and stimulation of chicks growth by antibiotics. Poultry Sci. *31*, 907 (1952).

163 HILL, C. H., KELLY, J. W.: The effect of antibiotics on the growth of chicks raised in new quarters. J. Nutrit. *51*, 463 (1953).

164 HILL, D. C., BRANION, H. D., SLINGER, S. J.: Influence of environment on the growth response of chicks to penicillin. Poultry Sci. *31*, 920 (1952).

165 CATRON, D.: Vet. Med. *44*, 215 (1949).

166 DINUSSON, W. E., KLOSTERMANN, W. E., LASLEY, E. L., HOLM, G. C., BUCHANAN, M. L.: Bin. N. Dakota Agric. Exp. Stat. *13*, 146 (1951).

167 SPEER, V. C., VOKS, R. L., CATRON, D. V., MADDOCK, H. M., CULBERTSON, C. C.: Arch. Biochem. *29*, 452 (1951).

168 WHITEHAIR, C. K.: Vetr. Sci. News. Univ. Wisconsin p. 6 (1952).

169 MC. GINNIS, J.: The effect of antibiotics on nutritional requirement of turkeys and chicks. Poultry Sci. *30*, 924 (1951).

170 BERSIN, TH., BELLER, K.: Über tierische Wuchsstoffe insbesondere Astin M. Tierärztl. Umschau 198 (1950).

171 WISSEMAN, C. L., SMADEL, J. E., HAHN, F. E., HOPPS, H. E.: Mode of action of chloramphenicol. J. Bact. *67*, 662 (1954).

172 WYSS, O., SMITH, G. N., HOBBY, G. L., OGINSKY, E. L., PRATT, R.: Symposium on the mode of action of antibiotics. Bact. Rev. 17, 17 (1953).

173 MIURA, Y., NAKAMURA, Y., MATSUCLAIRA, H., KOMEIJ, T.: The mode of action of terramycin. Antibiotics and Chemotherapy *2*, 152 (1952).

174 RYBAK, B., GROS, F., GRUMBACH, F.: Remarques sur le mode d'action de la streptomycine. Ann. de l'Institut Pasteur 77, 148 (1949).

175 GROS, F., MACHEBOEUF, M.: Considérations biochimiques sur le mode d'action de la penicilline. Ann. de l'Institut Pasteur 77, 127 (1949).

176 SCHOLE, J.: Zur Frage biologischer Red-Oxsysteme. Naturwissenschaften, Heft 21, 555 (1953).

Eingegangen am 9. 12. 54

FSC
www.fsc.org
MIX
Papier | Fördert gute Waldnutzung
FSC® C083411

Zeitfracht Medien GmbH
Ferdinand-Jühlke-Straße 7
99095 Erfurt, Deutschland
produktsicherheit@kolibri360.de